Eis machen ohne Zucker

Johanna Amicella

Inhalt

Rezepte 35

Die Magie von Eis ohne Zucker

Was passiert im Körper, wenn wir Zucker reduzieren?

Wer beginnt, Zucker konsequent zu reduzieren, betritt eine faszinierende Reise, die weit über das bloße Weglassen von Süßem hinausgeht. Unser Körper ist ein komplexes System, das in erstaunlicher Weise auf Veränderungen in der Ernährung reagiert. Gerade der Verzicht auf raffinierten Zucker hat tiefgreifende Auswirkungen – nicht nur auf den Stoffwechsel, sondern auch auf Energie, Stimmung und sogar das Hautbild. In einer Welt, in der Zucker allgegenwärtig ist und in zahllosen Lebensmitteln verborgen steckt, wirkt seine Reduktion wie ein Reset-Knopf für den Organismus.

Bereits wenige Tage nach dem Verzicht beginnt der Blutzuckerspiegel stabiler zu verlaufen. Das bedeutet: weniger Heißhungerattacken, ausgeglichenere Energie über den Tag und ein klareres Gefühl für echtes Sättigungsempfinden. Die Bauchspeicheldrüse muss weniger Insulin ausschütten, was wiederum langfristig die Gefahr für Diabetes Typ 2 senken kann. Gleichzeitig lernt der Körper wieder, auf seine natürlichen Signale zu hören. Die Geschmacksknospen, die zuvor durch die ständige

Reizüberflutung mit Zucker abgestumpft waren, regenerieren sich und öffnen sich neu für feine, natürliche Aromen – etwa die Süße reifer Erdbeeren oder die Milde einer Vanilleschote.

Auch das Gehirn reagiert sensibel. Viele berichten bereits nach kurzer Zeit von mehr geistiger Klarheit, besserem Schlaf und ausgeglichener Stimmung. Der sogenannte Zuckernebel lichtet sich, die Konzentration verbessert sich, und selbst depressive Verstimmungen können sich verringern. Die Entzündungswerte im Körper sinken, was sich positiv auf Gelenkbeschwerden, Hautunreinheiten oder chronische Erschöpfung auswirken kann.

Nicht zuletzt profitiert auch der Darm – jenes Organ, das so viel mehr ist als nur ein Verdauungssystem. Die Darmflora, also die Gemeinschaft aus Billionen von Mikroorganismen, liebt Vielfalt, Ballaststoffe und natürliche Lebensmittel. Zucker hingegen nährt vor allem jene Bakterien, die Entzündungen fördern. Wer auf Zucker verzichtet, stärkt das Gleichgewicht im Mikrobiom – und damit das Immunsystem, die Verdauung und sogar das emotionale Wohlbefinden.

Zuckerreduktion ist also keine Einschränkung. Sie ist eine Einladung, den eigenen Körper wieder kennenzulernen – in all seiner Feinfühligkeit, Leistungsfähigkeit und Vitalität. Und das Beste daran: Genuss muss dabei keineswegs auf der Strecke bleiben. Denn gerade beim Eis zeigt sich, wie überraschend süß das Leben auch ohne Industriezucker sein kann.

Warum Eiscreme auch ohne Zucker köstlich ist

Eiscreme galt lange als Inbegriff süßer Verführung – eine cremige Sünde, die mit Zucker nur so strotzt. Doch was passiert, wenn man den Zucker weglässt? Viele vermuten einen Verlust an Genuss, an Geschmack, an Sinnlichkeit. Doch das Gegenteil ist der Fall. Wer beginnt, Eis ohne Zucker zu entdecken, wird überrascht sein, wie intensiv, klar und ehrlich Aromen plötzlich wirken. Denn ohne den überdeckenden Schleier der Süße entfaltet sich das wahre Profil der Zutaten. Die Frische einer Himbeere, die Tiefe eines dunklen Kakaos, das feine Nussige eines gerösteten Sesams oder die natürliche Vanille aus einer echten Schote – sie alle treten in den Vordergrund und erzählen ihre eigene Geschichte.

Zucker ist nicht zwingend notwendig, um ein cremiges, verführerisches Eis zu zaubern. Vielmehr kommt es auf die Qualität der Zutaten, die richtige Technik und das Zusammenspiel von Textur und Temperatur an. Natürliche Alternativen wie pürierte Früchte, Datteln oder ausgewählte Zuckeraustauschstoffe können genau die Balance bringen, die es für ein rundes Geschmackserlebnis braucht – ohne den Körper zu belasten. Dabei entsteht keine „Light"-Variante eines Klassikers, sondern eine ganz eigene Interpretation von Eisgenuss: pur, bewusst, wertvoll.

Das Geheimnis liegt in der Neugier, sich auf neue Kombinationen einzulassen und sich von der Vorstellung zu lösen, dass Süße nur durch Zucker entstehen kann. Gerade weil der Gaumen sich neu orientiert, entsteht Raum für kreative Geschmackserlebnisse, die nicht süchtig machen, sondern zufrieden. Der Genuss wird langsamer, bewusster, tiefer. Man kostet, spürt, erlebt – und merkt plötzlich, dass das, was oft als Verzicht gefürchtet wird, in Wahrheit ein Gewinn ist.

Eiscreme ohne Zucker ist also kein Kompromiss, sondern eine Einladung zu einer neuen Art von Genusskultur. Sie ist Ausdruck einer Haltung, die Gesundheit und Lebensfreude nicht trennt, sondern vereint. Und wer einmal erlebt hat, wie gut echtes Eis auch ohne Zucker schmecken kann, wird es kaum glauben, dass man früher dachte, es ginge nicht anders.

Geschmack neu entdecken: Die Rolle der Sinne beim Genuss

Wenn wir Eis essen, geht es um weit mehr als bloßes Schmecken. Genuss ist ein sinnliches Erlebnis, ein Zusammenspiel aus Sehen, Riechen, Fühlen, Hören und natürlich Schmecken. Zucker hat in den letzten Jahrzehnten unsere Wahrnehmung geprägt und regelrecht überlagert. Er macht laut, was oft leise und fein daherkommt. Doch wenn wir Zucker weglassen, öffnet sich ein neues Fenster – ein Zugang zu Aromen, Texturen und Nuancen, die zuvor verborgen waren. Plötzlich wird der Geschmack differenzierter, klarer, tiefer. Ein zarter Mandelton, die frische Säure reifer Johannisbeeren, das kühle, fast samtige Gefühl von Kokosmilch auf der Zunge – all das tritt deutlicher hervor, wenn die Sinne nicht betäubt, sondern befreit sind.

Unser Geruchssinn spielt dabei eine zentrale Rolle. Ein Großteil dessen, was wir als Geschmack empfinden, nehmen wir tatsächlich über das Riechen wahr. Frische Kräuter, Zitronenschale oder ein Hauch Tonkabohne entfalten ihre volle Kraft erst dann, wenn wir sie bewusst wahrnehmen – und das gelingt besonders gut, wenn der übermächtige Zuckeranteil nicht mehr alles dominiert. Auch das Mundgefühl wird zum wichtigen Bestandteil des Erlebens. Die Textur von selbstgemachtem Eis, das ganz ohne industriellen Zucker auskommt, fühlt sich oft natürlicher an

– weniger klebrig, mehr samtig oder sogar erfrischend körnig, je nach Zubereitung. Unsere Zunge lernt, wieder zu unterscheiden, zu differenzieren, zu entdecken.

Der Verzicht auf Zucker schärft den Blick für das Wesentliche: gute Zutaten, kreative Kompositionen, handwerkliches Können. Selbst das Geräusch beim Portionieren – das Knacken eines gefrorenen Himbeerstücks, das weiche Gleiten der Eiskelle durch eine cremige Masse – wird Teil eines Gesamtbilds, das mit allen Sinnen erlebt wird. Genuss wird auf einmal langsamer, intensiver, nachhaltiger. Es ist, als würde man zum ersten Mal wieder richtig schmecken. Nicht weil etwas hinzugefügt wurde, sondern weil endlich etwas weggelassen wurde: das Übermaß.

Diese neue Welt des bewussten Genusses ist nicht moralisch, nicht dogmatisch – sie ist ein Geschenk. Wer Eis ohne Zucker herstellt, beginnt eine kleine Revolution. Nicht im großen Stil, sondern in jedem einzelnen Löffel.

Zutaten mit natürlicher Süße

Obst – die natürliche Süßkraft aus der Natur

In der Natur gibt es kaum etwas Schöneres als den Moment, in dem eine reife Frucht ihr volles Aroma entfaltet. Diese natürliche Süße ist nicht nur ein Genuss, sondern auch ein Geschenk der Evolution – eine raffinierte Balance aus Fruchtzucker, Säure, Ballaststoffen und Hunderten von sekundären Pflanzenstoffen, die weit mehr leisten als nur süß zu schmecken. Wer beim Eis auf Industriezucker verzichtet, entdeckt im Obst eine Quelle des Reichtums, die in jeder Hinsicht überzeugt: geschmacklich, gesundheitlich und kulinarisch.

Obst ist mehr als nur eine Zutat – es ist ein lebendiger Ausdruck von Saison, Herkunft und Reife. Eine Banane etwa bringt von Natur aus eine satte Cremigkeit mit, die sich wunderbar für vegane Eisvarianten eignet. Mangos verströmen tropische Fülle und leuchtende Farbe, während Beeren mit ihrer feinen Säure und ihrem intensiven Aroma Tiefe ins Spiel bringen. Äpfel, Birnen, Trauben, Pfirsiche – jede Frucht trägt ihren eigenen Charakter, ihre eigene Persönlichkeit in sich. Und genau das macht das Arbeiten mit ihnen so spannend: Man komponiert keine starren Rezepte, sondern lebendige Kreationen, die sich mit dem Lauf der Jahreszeiten verändern dürfen.

Dabei liefern Früchte nicht nur Süße, sondern auch wertvolle Inhaltsstoffe. Vitamine, Mineralien und Antioxidantien stärken den Körper und nähren die Zellen, während Ballaststoffe den Blutzuckerspiegel stabilisieren und für ein angenehmes Sättigungsgefühl sorgen. Das Zusammenspiel von natürlichem Fruchtzucker und begleitenden Nährstoffen ist harmonisch und verträglich – ganz im Gegensatz zu isolierten Zuckerarten, wie sie in der Industrie verwendet werden. Die natürliche Matrix der Frucht schützt davor, dass Zucker zu schnell ins Blut schießt, und gibt dem Körper genau das, was er braucht: Energie in ihrer intelligentesten Form.

Beim Eis ohne Zucker wird Obst zur Hauptfigur. Es ersetzt nicht nur die Süße, sondern erzählt Geschichten – von Sommerwiesen, von Streuobsthainen, von sonnengereiften Ernten. Wer einmal ein Eis aus gefrorenen Himbeeren, reifen Bananen und einem Spritzer Zitronensaft probiert hat, spürt sofort: Hier ist nichts künstlich, nichts maskiert. Hier ist nur Natur in ihrer köstlichsten Form. Und genau das macht den Unterschied – und den Zauber – von Eis ohne Zucker aus.

Zuckerersatzstoffe im Überblick: Erythrit, Xylit, Stevia und mehr

Wenn der klassische Haushaltszucker vom Speiseplan verschwindet, stellt sich schnell die Frage nach Alternativen. Wie lässt sich Süße erzeugen, ohne den Körper zu belasten? Die Antwort darauf liegt in einer wachsenden Vielfalt von Zuckerersatzstoffen, die nicht nur geschmacklich überzeugen, sondern auch physiologisch interessante Vorteile bieten. Erythrit, Xylit, Stevia und andere Alternativen ermöglichen es, Desserts wie Eis zu kreieren, die süß schmecken, dabei aber den Blutzuckerspiegel kaum beeinflussen – ein entscheidender Unterschied zu herkömmlichem Zucker.

Erythrit etwa ist ein Zuckeralkohol, der aus natürlichen Quellen wie Mais oder Traubenzucker fermentativ gewonnen wird. Sein Geschmack erinnert stark an klassischen Zucker, aber er liefert praktisch keine Kalorien und wird vom Körper größtenteils unverändert wieder ausgeschieden. Dadurch ist er besonders gut verträglich, selbst für Menschen mit Insulinresistenz oder Diabetes. Auch Xylit, ebenfalls ein Zuckeralkohol, wird oft aus Holz oder Maiskolbenfasern gewonnen und besitzt eine fast identische Süßkraft wie Zucker, jedoch mit deutlich geringerer Kalorienzahl. Er hat darüber hinaus sogar positive Effekte auf die Zahngesundheit. Dennoch sollte er in Maßen genossen werden, da er in höheren Mengen abführend wirken kann – was jedoch individuell sehr unterschiedlich empfunden wird.

Stevia wiederum ist ein pflanzlicher Süßstoff, der aus den Blättern der südamerikanischen Steviapflanze gewonnen wird. Schon winzige Mengen genügen, um intensive Süße zu erzeugen, weshalb Stevia oft in Kombination mit anderen Süßstoffen verwendet wird, um einen angenehmeren, runderen Geschmack zu erzielen. Denn so süß Stevia auch ist, sein leicht lakritzartiger Nachgeschmack ist nicht jedermanns Sache. In Kombination mit Fruchtpüree, Joghurt oder Nüssen jedoch kann er hervorragend harmonieren.

Neben diesen bekannten Vertretern gibt es weitere spannende Kandidaten: Yacon-Sirup mit seinem karamelligen Aroma und präbiotischen Ballaststoffen, Kokosblütenzucker mit seinem niedrigen glykämischen Index und milden Malznoten oder Allulose, ein seltener Zucker, der dem klassischen Zucker strukturell sehr ähnlich ist, aber kaum Kalorien liefert. Jeder dieser Ersatzstoffe hat seine Eigenheiten, seine Stärken, seine kulinarischen Reize. Es lohnt sich, mit ihnen zu experimentieren und herauszufinden, welche Süße am besten zum eigenen Geschmack und zur jeweiligen Eisvariante passt.

Denn am Ende geht es nicht darum, Zucker künstlich zu imitieren. Es geht darum, neue Wege zu finden, wie man Süße intelligent einsetzen kann – mit Bedacht, mit Freude und mit einem klaren Bewusstsein für die Wirkung auf den Körper. Eis ohne Zucker muss nicht kompromisshaft schmecken. Es kann voller Aroma, Balance und Genuss sein – wenn man die richtigen Alternativen kennt und ihnen erlaubt, sich zu entfalten.

Milch, Joghurt, Nüsse und Co. – cremige Basen für gesunden Genuss

Die Grundlage eines guten Eises ist nicht nur der Geschmack, sondern vor allem die Textur. Cremigkeit ist das, was Eis verführerisch macht – dieses zarte Schmelzen auf der Zunge, die angenehme Dichte, das Gefühl von Fülle ohne Schwere. Gerade beim Eis ohne Zucker kommt es auf die richtige Basis an. Denn während der Zucker in klassischen Rezepturen nicht nur süßt, sondern auch zur Konsistenz beiträgt, braucht es in der zuckerfreien Küche andere Zutaten, die diese Aufgabe übernehmen. Milch, Joghurt, Nüsse und pflanzliche Alternativen bieten hier eine reiche Spielwiese für kreative und gesunde Kompositionen.

Milchprodukte wie Vollmilch, Sahne oder Naturjoghurt sorgen für einen natürlichen Fettgehalt, der das Eis geschmeidig macht und Aromen intensiviert. Sie liefern nicht nur Eiweiß und Kalzium, sondern bringen auch einen milden, runden Geschmack mit, der wunderbar mit fruchtigen, nussigen oder würzigen Komponenten harmoniert. Besonders Joghurt verleiht dem Eis eine leichte Säure, die in Kombination mit Beeren oder Zitrusfrüchten für Frische sorgt – eine willkommene Abwechslung zur rein süßen Variante. Wer auf tierische Produkte verzichten möchte, findet in pflanzlichen Alternativen wie Kokosmilch, Mandeldrink oder Cashewjoghurt hervorragende Partner. Gerade Kokosmilch punktet mit einem natürlichen

Fettanteil, der für eine wunderbar seidige Konsistenz sorgt und dem Eis einen Hauch Exotik verleiht.

Nüsse und Kerne spielen eine besondere Rolle, wenn es um Tiefe, Geschmack und Cremigkeit geht. Mandeln, Cashews, Haselnüsse oder Macadamias lassen sich einweichen und zu feinen Nusscremes oder „Milchs" verarbeiten, die nicht nur geschmacklich begeistern, sondern auch nährstofftechnisch einiges zu bieten haben. Sie liefern gesunde Fette, wertvolles Eiweiß und sättigende Ballaststoffe – ideale Voraussetzungen für eine Eiscreme, die nicht nur schmeckt, sondern auch lange zufrieden macht. Cashewmus etwa ergibt in Kombination mit gefrorenen Früchten eine herrlich glatte Eisgrundlage, die keiner Eismaschine bedarf.

Auch Avocados, Seidentofu oder pürierte Süßkartoffeln finden in der modernen Eiswelt zunehmend ihren Platz. Sie alle tragen zur Textur bei, ohne den Eigengeschmack zu sehr zu dominieren – eine Einladung an kreative Köpfe, neue Kombinationen auszuprobieren und dabei ganz neue Genusswelten zu entdecken. Dabei wird deutlich: Die cremige Seele eines Eises entsteht nicht durch Zucker, sondern durch das kluge Zusammenspiel von Zutaten, die Tiefe, Struktur und Natürlichkeit in sich tragen.

Eis ohne Zucker muss nicht leicht oder asketisch wirken. Im Gegenteil – es darf opulent sein, reichhaltig, sinnlich. Mit den richtigen Basen gelingt es, ein Geschmackserlebnis zu schaffen, das nicht nur gesünder ist, sondern auch emotional berührt. Denn wenn der erste Löffel auf der Zunge zergeht und ein wohliges Gefühl hinterlässt, dann spürt man: So schmeckt echter Genuss – ganz ohne Kompromisse.

Vanille, Zimt, Kakao: Geschmacksträger mit Seele

Manche Zutaten sind mehr als nur Gewürze oder Aromaspender – sie sind Träger von Erinnerungen, Sinnlichkeit und Tiefe. Vanille, Zimt und Kakao gehören zu jenen magischen Bestandteilen der Küche, die aus einem einfachen Gericht ein Erlebnis machen können. Gerade beim Eis ohne Zucker entfalten sie ihre ganze Kraft, denn sie übernehmen nicht nur die Rolle des Geschmacks, sondern auch des Gefühls. Wenn die Süße nicht mehr im Vordergrund steht, treten andere Facetten in den Mittelpunkt – und genau hier beginnen Vanille, Zimt und Kakao zu glänzen.

Vanille ist weit mehr als ein beliebtes Aroma. Echte Vanille – gewonnen aus den fermentierten Schoten der Vanilleorchidee – ist komplex, floral, fast balsamisch im Duft. Ihr Geschmack ist warm, weich, rund und erinnert viele Menschen an Geborgenheit, an Kindheit, an Zuhause. In Eisrezepten ohne Zucker wirkt Vanille wie ein natürlicher Verstärker, der andere Aromen hebt und ihnen Tiefe verleiht. Ein Hauch Vanille im Erdbeereis, in einer Kokoscreme oder sogar in Kombination mit Nussmus bringt ein harmonisches Ganzes zum Klingen – subtil, aber wirkungsvoll.

Zimt hingegen bringt Wärme ins Spiel. Sein würziger, leicht süßlicher Geschmack verleiht nicht nur winterlichen

Rezepten Charakter, sondern funktioniert auch hervorragend mit Äpfeln, Bananen oder Kakao. Er kann sogar das Gefühl von Süße verstärken, ohne selbst Zucker zu enthalten – ein psychologisches Wunder, das man sich in der zuckerfreien Küche zunutze machen kann. Zimt regt zudem die Verdauung an und wirkt wohltuend auf den Blutzuckerspiegel – eine kleine Prise mit großer Wirkung.

Und dann ist da noch Kakao – dunkel, intensiv, geheimnisvoll. Echter, ungesüßter Kakaopulver oder noch besser: roher Kakao bringt nicht nur Geschmack, sondern auch Tiefe und Fülle ins Eis. In Kombination mit pflanzlicher Milch oder Nussmus entsteht ein Geschmack, der nichts mit den süßen, überzuckerten Schokoladeneisen aus dem Supermarkt gemein hat. Es ist ein erdiger, ehrlicher Geschmack, der an dunkle Schokolade erinnert und perfekt mit Vanille, Zimt oder sogar einer Prise Chili kombiniert werden kann.

Diese Zutaten sind nicht einfach da, um eine Lücke zu füllen, die der Zucker hinterlassen hat. Sie führen uns zurück zu einem ursprünglicheren Verständnis von Genuss – einem, das nicht auf Übermaß beruht, sondern auf Tiefe, Feinheit und bewusster Wahrnehmung. Wer mit Vanille, Zimt und Kakao arbeitet, komponiert keine Süßspeise, sondern ein sinnliches Kunstwerk, das Körper und Geist gleichermaßen nährt. Und genau darin liegt ihre Seele.

Was du lieber vermeiden solltest: versteckte Zuckerfallen in „gesunden“ Produkten

Der Weg zu einem bewussteren, zuckerfreien Lebensstil ist oft gesäumt von gut gemeinten Produkten, die auf den ersten Blick gesund erscheinen – doch ein Blick auf die Zutatenliste offenbart schnell eine andere Wahrheit. Gerade in der Welt der vermeintlich gesunden Lebensmittel lauern Zuckerfallen, die sich geschickt tarnen: unter wohlklingenden Namen, in biozertifizierten Verpackungen oder als Teil von angeblich funktionalen Ernährungsprogrammen. Wer wirklich auf Zucker verzichten will, muss lernen, zwischen echtem Gesundheitswert und cleverem Marketing zu unterscheiden.

Ein Klassiker unter den Täuschungen sind Produkte mit dem Label „ohne Zuckerzusatz“. Was gut klingt, bedeutet lediglich, dass kein zusätzlicher Zucker hinzugefügt wurde – nicht aber, dass das Produkt frei von Zucker ist. Viele Fruchtsäfte, Müsliriegel, Smoothies oder pflanzliche Joghurts enthalten von Natur aus hohe Mengen an Fruchtzucker, die in konzentrierter Form den Blutzuckerspiegel genauso in die Höhe treiben können wie raffinierter Zucker. Hinzu kommen oft Dicksäfte, Honig, Agavendicksaft oder Reissirup – alles natürliche, aber dennoch zuckerkonzentrierte Zutaten, die gerne als gesündere Alternativen verkauft werden. Ihr Effekt auf den Stoffwechsel ist jedoch kaum besser als der von gewöhnlichem Haushaltszucker.

Auch Proteinriegel, vegane Snacks oder „Low Carb"-Produkte sind nicht automatisch zuckerfrei. Viele enthalten sogenannte Zuckeralkohole in hohen Mengen, die zwar kalorienarm sind, aber bei empfindlichen Menschen Verdauungsprobleme verursachen können. Andere wiederum setzen auf Mischungen aus Fruktose, Glukosesirup oder Malzextrakt – Substanzen, die den Zuckergehalt erhöhen, ohne dass das Wort „Zucker" explizit auftaucht. Besonders tückisch: Je weiter unten ein Süßungsmittel in der Zutatenliste steht, desto eher neigt man dazu, es zu übersehen. Dabei nutzen Hersteller oft verschiedene Zuckerarten gleichzeitig, um deren Menge pro Sorte gering zu halten – in der Summe bleibt das Produkt trotzdem süß.

Ein aufmerksamer Blick auf die Nährwerttabelle lohnt sich deshalb immer. Die Rubrik „davon Zucker" gibt Aufschluss über den tatsächlichen Gehalt, ganz gleich, wie die Zutat bezeichnet wird. Bei Produkten, die ausdrücklich als zuckerfrei beworben werden, sollte dieser Wert sehr niedrig oder bei null liegen – andernfalls handelt es sich um ein Marketingversprechen, nicht um eine echte Alternative.

Im Alltag hilft eine einfache Faustregel: Je unverarbeiteter das Produkt, desto besser. Wer mit echten Lebensmitteln arbeitet – mit frischen Früchten, Nüssen, pflanzlichen Milchalternativen ohne Zusätze – hat die Kontrolle über das, was auf dem Teller oder im Eisbecher landet. Und genau hier liegt die große Freiheit der eigenen Küche: Sie macht unabhängig von Werbeversprechen und gibt uns die Möglichkeit, zu entscheiden, was wir unserem Körper wirklich geben wollen. Wer sich dieser Verantwortung bewusst wird, entdeckt schnell, dass echter Genuss nichts mit verstecktem Zucker zu tun hat – sondern mit Klarheit, Wissen und Vertrauen in die Kraft natürlicher Zutaten.

Techniken und Tipps für perfektes Eis

Eis ohne Eismaschine – so gelingt's auch zu Hause

Die Vorstellung, dass man für cremiges, selbstgemachtes Eis eine teure Eismaschine braucht, hält sich hartnäckig. Doch die Wahrheit ist: Eis ohne Zucker lässt sich auch ganz ohne technische Hilfsmittel wunderbar zu Hause zubereiten – mit ein wenig Geduld, dem richtigen Handgriff und einem Verständnis für die Beschaffenheit der Zutaten. Gerade in der eigenen Küche, wo man jedes Detail selbst bestimmen kann, entsteht oft das beste Eis: individuell, pur, ehrlich.

Der Schlüssel zum Gelingen liegt in der Kombination von Textur, Temperatur und Bewegung. Denn beim Gefrieren bildet sich im Eis Wasser zu Kristallen – und genau diese Eiskristalle gilt es so klein wie möglich zu halten, damit das Ergebnis cremig statt krümelig wird. In der Eismaschine übernimmt ein Rührwerk diese Aufgabe. Zu Hause dagegen braucht es ein wenig mehr Hingabe: Wer die Eismasse alle 30 bis 60 Minuten während des Gefrierens mit einer Gabel, einem Schneebesen oder Mixer kräftig durchrührt, verhindert, dass sich große Kristalle bilden. Schon nach vier bis fünf Stunden kann so ein erstaunlich geschmeidiges Eis entstehen – vorausgesetzt, die Grundmasse ist gut abgestimmt.

Fett, Luft und natürliche Süße spielen eine wichtige Rolle. Eine cremige Basis aus Joghurt, pflanzlicher Milch oder pürierten Nüssen sorgt dafür, dass die Masse nicht hart wird. Gefrorene Bananen, Mangos oder Avocados bringen nicht nur Geschmack, sondern auch eine wunderbar weiche Konsistenz. Wer sie in einem leistungsstarken Mixer zusammen mit etwas Zitronensaft, Vanille oder Nussmus püriert, erhält ein sofort servierfähiges Softeis – ganz ohne Wartezeit und perfekt für spontane Eisgelüste.

Für klassische Gefriereis-Varianten kann die Masse in einem flachen, gefriergeeigneten Behälter eingefroren werden. Wichtig ist, sie regelmäßig zu durchrühren – besonders in den ersten Stunden. So entsteht nach und nach die gewünschte Eisstruktur. Wer zusätzlich mit einem Schuss pflanzlicher Sahne oder etwas Erythrit arbeitet, verbessert das Mundgefühl und verhindert, dass das Eis später zu fest wird. Auch eine Prise Salz kann helfen, die Aromen zu balancieren und den Gefrierpunkt leicht zu senken.

Besonders charmant ist es, kleine Portionen in Silikonformen, Eiswürfelbehältern oder Förmchen mit Holzstielen vorzubereiten. Das spart Wartezeit beim Portionieren und macht das Eis gleich zum hübschen Hingucker. Und wer seine Eiskreation dann noch mit frischen Beeren, gerösteten Nüssen oder einem Hauch Zimt krönt, merkt schnell: Eine Eismaschine ist ein nettes Extra – aber keinesfalls notwendig. Was zählt, ist die Liebe zum Detail und die Freude am Selbermachen. Denn genau darin liegt der wahre Zauber von Eis ohne Zucker.

Die Textur entscheidet: Cremigkeit ohne Industriezucker

Cremigkeit ist das Herzstück jeder guten Eiskreation. Sie macht den Unterschied zwischen einem bloßen gefrorenen Dessert und echtem Eisgenuss. Gerade beim Verzicht auf Industriezucker ist es jedoch die Textur, die über Erfolg oder Enttäuschung entscheidet. Denn Zucker erfüllt in klassischen Eisrezepten nicht nur eine geschmackliche Funktion – er beeinflusst auch maßgeblich die Konsistenz. Er senkt den Gefrierpunkt, verhindert die Bildung großer Eiskristalle und sorgt für die typische Weichheit. Wer ihn weglässt, muss diese Aufgabe auf andere Weise lösen – und genau hier beginnt das spannende Handwerk des zuckerfreien Eisgenusses.

Die gute Nachricht: Es gibt viele Wege, ein cremiges Ergebnis zu erzielen – man muss nur wissen, wie die Zutaten zusammenwirken. Fette spielen eine zentrale Rolle, denn sie geben dem Eis Volumen, Struktur und ein angenehmes Mundgefühl. Pflanzliche Milchalternativen wie Kokosmilch, Cashewdrink oder Mandeldrink eignen sich hervorragend als Basis, vor allem, wenn sie mit Nussmusen oder Avocado kombiniert werden. Diese Zutaten liefern nicht nur gesunde Fette, sondern auch natürliche Emulgatoren, die die Masse zusammenhalten und das Eis schön geschmeidig machen.

Ein weiterer Schlüssel zur perfekten Textur ist die richtige Balance zwischen Flüssigkeit und Trockenmasse. Zu viel Wasser – etwa durch Fruchtpürees oder Säfte – führt schnell zu harten, kristallinen Ergebnissen. Deshalb empfiehlt es sich, wasserreiche Zutaten mit cremigen Komponenten zu verbinden. Ein Löffel Joghurt, etwas Mandelmus oder pürierte Banane machen aus einer dünnen Masse ein vollmundiges Eis. Wer gerne experimentiert, kann auch mit pflanzlichen Bindemitteln wie Johannisbrotkernmehl oder Guarkernmehl arbeiten. Schon winzige Mengen reichen aus, um das Eis beim Gefrieren geschmeidiger zu halten.

Auch die Temperaturführung ist entscheidend. Je schneller das Eis gefriert, desto kleiner bleiben die Kristalle – und desto cremiger das Ergebnis. Deshalb lohnt es sich, die Eismasse vor dem Einfrieren gut zu kühlen und möglichst flach zu lagern. Beim Gefrieren hilft regelmäßiges Rühren, um Luft einzuarbeiten und die Bildung großer Kristalle zu verhindern. Wer statt Gefriereis lieber direkt servierfähige Varianten bevorzugt, kann gefrorene Zutaten wie Bananen oder Beeren mit einer cremigen Basis frisch mixen – so entsteht in wenigen Sekunden ein samtiges Softeis ganz ohne Wartezeit.

Die Textur zu meistern bedeutet, Eis neu zu denken – nicht als süßes Fertigprodukt, sondern als lebendiges Spiel mit Temperatur, Konsistenz und Aromen. Und gerade im Verzicht liegt der Reiz: Wer ohne Industriezucker arbeitet, beginnt nicht bei Null, sondern mit einem viel feineren

Gefühl für das, was Eis ausmacht. Es ist ein kreativer Prozess, der Geduld belohnt und mit jeder neuen Variation reicher wird. Denn wahre Cremigkeit entsteht nicht durch Zucker – sondern durch das Wissen um die Zutaten, den Mut zum Experimentieren und die Freude am Selbermachen.

Sorbet, Nicecream, Frozen Yogurt & Co. – Unterschiede und Besonderheiten

Die Welt der eiskalten Genüsse ist weit vielfältiger, als es auf den ersten Blick scheint. Gerade wenn man auf Industriezucker verzichtet, eröffnet sich ein Kosmos kreativer Möglichkeiten, der weit über das klassische Milcheis hinausgeht. Begriffe wie Sorbet, Nicecream oder Frozen Yogurt stehen nicht nur für verschiedene Zubereitungsarten, sondern auch für ganz unterschiedliche Geschmackserlebnisse und Texturen. Wer ihre Besonderheiten kennt, kann gezielt mit ihnen spielen – und für jeden Anlass, jede Stimmung und jeden Geschmack die passende Variante zaubern.

Sorbet ist die eleganteste Form des Fruchteises – leicht, erfrischend, klar im Geschmack. Es kommt ganz ohne Milchprodukte aus und besteht in seiner einfachsten Form aus Frucht, Wasser und einer süßenden Komponente. In der zuckerfreien Küche ersetzt man den Zucker durch Erythrit, Datteln oder einen kleinen Anteil sehr süßer Früchte wie Banane oder Mango. Sorbet lebt von seiner Reinheit: Es soll nicht sättigen, sondern beleben – ein kulinarisches Ausrufezeichen an heißen Sommertagen oder als Zwischengang in einem Menü. Seine Konsistenz ist eher fest und kristallin, weshalb regelmäßiges Rühren beim Einfrieren besonders wichtig ist.

Nicecream ist das sympathische Gegenteil davon: unkompliziert, üppig, cremig. Die Basis besteht meist aus gefrorenen Bananen, die beim Mixen eine überraschend softe, fast milchige Textur annehmen. Nicecream ist perfekt für alle, die spontan Lust auf Eis haben, denn sie lässt sich innerhalb weniger Minuten aus gefrorenen Früchten und etwas Pflanzenmilch oder Nussmus herstellen – ganz ohne Vorkühlen oder Eismaschine. Ihr Geschmack ist fruchtig-satt, ihr Charakter verspielt. Sie eignet sich ideal als Frühstücks-Dessert, Kinderhighlight oder als gesunder Snack zwischendurch.

Frozen Yogurt bringt eine ganz andere Note ins Spiel. Durch die Verwendung von Naturjoghurt – klassisch oder pflanzlich – erhält das Eis eine angenehme Säure und Leichtigkeit. Es wirkt frisch, leicht prickelnd und besonders harmonisch in Kombination mit Beeren, Zitrusfrüchten oder Honig-Ersatzstoffen wie Erythritsirup. Frozen Yogurt lässt sich ebenfalls schnell zubereiten, entweder aus gefrorenem Joghurt oder durch die Kombination mit Eiswürfeln und Früchten im Mixer. Die besondere Herausforderung liegt in der Balance zwischen Cremigkeit und Säure – gelingt sie, entsteht ein wunderbar sommerliches Eis mit Charakter.

Neben diesen Hauptvarianten gibt es zahllose Zwischenformen und kreative Kombinationen. Ob veganes Cashew-Eis, ein Kokos-Chia-Frozen-Dessert oder ein Avocado-Limetten-Sorbet – das Spielfeld ist weit offen.

Entscheidend ist nicht das Etikett, sondern das Zusammenspiel von Textur, Geschmack und individueller Vorliebe. Jedes dieser Eisformate hat seine eigene Handschrift – und wenn man sie versteht, kann man sie gezielt einsetzen, um genau das zu kreieren, was gerade gebraucht wird: Erfrischung, Cremigkeit, Leichtigkeit oder pure Frucht.

Wer Eis ohne Zucker selbst macht, entdeckt mit jeder Variante ein neues Kapitel dieses Genussuniversums. Und das Schönste daran: Es gibt kein richtig oder falsch – nur den nächsten Löffel, der überrascht.

Richtig einfrieren, richtig lagern – damit dein Eis perfekt bleibt

Ein selbstgemachtes Eis ohne Zucker ist ein kleines Kunstwerk – voller Geschmack, frei von unnötigen Zusätzen und mit viel Liebe zubereitet. Doch damit dieser Genuss auch nach dem ersten Tag so bleibt, wie er sein soll, kommt es auf die richtige Lagerung an. Denn Eis ist empfindlich. Es reagiert auf Temperaturschwankungen, auf Luftkontakt und auf Zeit. Wer weiß, wie man es einfriert und aufbewahrt, holt das Beste aus seiner Kreation heraus – Löffel für Löffel.

Der erste Schritt beginnt bereits vor dem Einfrieren. Eine gut gekühlte Eismasse friert nicht nur schneller, sondern bildet auch kleinere Eiskristalle. Deshalb empfiehlt es sich, die fertige Masse vor dem Einfüllen in den Gefrierbehälter mindestens ein bis zwei Stunden im Kühlschrank ruhen zu lassen. Das sorgt für eine gleichmäßigere Konsistenz und verbessert die Textur erheblich. Besonders bei zuckerfreien Eissorten, bei denen die kristallbildende Wirkung des Zuckers fehlt, ist diese Vorbereitung entscheidend.

Die Wahl des richtigen Behälters spielt ebenfalls eine große Rolle. Ideal sind flache, luftdichte Gefäße aus Edelstahl oder stabilem Kunststoff mit gut schließendem Deckel. Je flacher die Schicht, desto schneller gefriert das Eis – und desto feiner bleibt die Struktur. Beim Einfüllen sollte man darauf achten, möglichst wenig Luft einzuschließen. Ein Stück

Backpapier oder Frischhaltefolie, direkt auf die Oberfläche gelegt, kann zusätzlich vor Eiskristallen schützen.

Während des Einfrierens ist Geduld gefragt – und ein wenig Aufmerksamkeit. Wer sein Eis ohne Eismaschine herstellt, sollte die Masse in den ersten drei bis vier Stunden regelmäßig durchrühren. So wird verhindert, dass sich harte Kristalle am Rand oder Boden absetzen. Stattdessen entsteht eine gleichmäßige, cremige Konsistenz. Nach etwa sechs bis acht Stunden ist das Eis meist vollständig durchgefroren und bereit zum Genießen.

Bei der Lagerung gilt: Je konstanter die Temperatur, desto besser. Häufiges Öffnen des Gefrierfachs führt zu Temperaturschwankungen, die das Eis beeinträchtigen können. Auch das Wiederauftauen und erneute Einfrieren ist keine gute Idee – es verändert nicht nur die Textur, sondern kann auch den Geschmack negativ beeinflussen. Wer weiß, dass er regelmäßig kleine Portionen naschen möchte, kann das Eis vorportionieren – zum Beispiel in Silikonförmchen oder Eiswürfelbehältern. So lassen sich einzelne Stücke leicht entnehmen, ohne den ganzen Vorrat zu beeinträchtigen.

Beim Servieren empfiehlt es sich, das Eis einige Minuten bei Raumtemperatur stehen zu lassen. Gerade zuckerfreie Sorten sind im tiefgefrorenen Zustand oft fester als industriell hergestelltes Eis. Nach kurzer Wartezeit entfalten sich jedoch Textur und Aroma in ihrer vollen Pracht. Und genau das ist es, was selbstgemachtes Eis so besonders macht: Man spürt, dass es nicht für die Ewigkeit produziert wurde, sondern für den Moment. Ein ehrlicher Genuss, der durch Aufmerksamkeit, Sorgfalt und einen Hauch Geduld vollendet wird.

Kinderleichte Eis-Ideen für die ganze Familie

Eis ist für viele Kinder ein Highlight des Tages – ein Moment voller Freude, Spannung und Genuss. Und genau das macht selbstgemachtes Eis ohne Zucker zu einer wunderbaren Familienaktivität: Es verbindet Gesundheit mit Kreativität, Wissen mit Spiel, und schafft gemeinsame Erlebnisse, die weit über das Essen hinausgehen. Wenn Kinder mithelfen dürfen, entsteht nicht nur leckeres Eis, sondern auch ein Gefühl von Stolz, Selbstständigkeit und Wertschätzung für Lebensmittel.

Dabei müssen die Rezepte nicht kompliziert sein. Im Gegenteil – je einfacher, desto besser. Gefrorene Bananen, ein paar Erdbeeren, etwas Joghurt und vielleicht ein Löffel Mandelmus – mehr braucht es oft nicht, um im Handumdrehen ein cremiges Eis zu zaubern, das ganz ohne Zucker auskommt. Der Trick liegt in der richtigen Konsistenz: Wenn die Früchte gut gefroren sind und mit einer cremigen Zutat kombiniert werden, entsteht im Mixer oder mit dem Pürierstab ein Softeis, das sofort servierbereit ist. Kein Warten, kein Frust – sondern sofortiger Genuss.

Kinder lieben es, Zutaten selbst auszuwählen und beim Pürieren zuzusehen, wie aus schlichten Früchten etwas Magisches entsteht. Auch das Verzieren wird zum Highlight: frische Beeren, gehackte Nüsse, Kokosraspeln oder ein Hauch Zimt lassen kleine Eisbecher zu Kunstwerken werden. Besonders beliebt sind auch Eis am Stiel – zubereitet in Förmchen mit bunten Fruchtstücken oder Schichten aus unterschiedlichen Pürees. Diese Mini-Kunstwerke lassen sich problemlos vorbereiten und sorgen an heißen Tagen für Abkühlung und gute Laune.

Für Eltern bedeutet das: Man kann seinen Kindern Eis mit gutem Gefühl anbieten – ohne Bedenken wegen übermäßigem Zucker oder künstlichen Zusatzstoffen. Und mehr noch: Kinder lernen ganz nebenbei, dass gesunde Ernährung Spaß macht, dass sie selbst etwas erschaffen können und dass Süße auch auf natürliche Weise entstehen kann. Gerade für kleine Naschkatzen, die sensibel auf Zucker reagieren, bietet sich hier eine sanfte, spielerische Möglichkeit, den Geschmackssinn zu schulen und gleichzeitig bewusste Alternativen kennenzulernen.

Ein weiterer Vorteil: Diese Eisideen lassen sich ganz flexibel an Vorlieben oder Unverträglichkeiten anpassen. Ob laktosefrei, vegan, nussfrei oder histaminarm – es gibt für jede Familie passende Kombinationen. Und wenn das Eis einmal nicht perfekt wird, macht das gar nichts. Denn der Weg dorthin – das Schnippeln, Mixen, Lachen und Kosten – ist ohnehin das Schönste.

So wird Eis ohne Zucker zu mehr als nur einem Nachtisch. Es wird zum Erlebnis, zum Familienritual, zur Quelle kleiner, kostbarer Alltagsfreuden. Und genau darin liegt seine wahre Süße.

Rezepte

1. Bananen-Erdnuss-Eis

Zutaten

3 sehr reife Bananen, in Scheiben geschnitten und gefroren

3 Esslöffel ungesüßtes Erdnussmus

1 Teelöffel Vanilleextrakt

1 Prise Salz

Zubereitung

Die gefrorenen Bananenscheiben zusammen mit dem Erdnussmus, Vanilleextrakt und einer Prise Salz in einen leistungsstarken Mixer geben. Alles zu einer cremigen Masse pürieren. Die Konsistenz ähnelt nun Softeis und kann direkt serviert werden. Für eine festere Textur das Eis in einen Behälter füllen und für etwa 1–2 Stunden in den Gefrierschrank stellen. Vor dem Servieren 5 Minuten antauen lassen.

2. Himbeer-Kokos-Sorbet

Zutaten

300 g gefrorene Himbeeren

150 ml Kokosmilch (aus der Dose, ungesüßt)

1 reife Banane

1 Teelöffel Limettensaft

Zubereitung

Die gefrorenen Himbeeren, die Banane, die Kokosmilch und den Limettensaft in einen Mixer geben und gut durchmixen, bis eine glatte und cremige Konsistenz entsteht. Das Sorbet sofort als Soft-Sorbet servieren oder in einem Behälter einfrieren. Für eine festere Konsistenz 2–3 Stunden tiefkühlen und vor dem Servieren leicht antauen lassen.

3. Mango-Lassi-Eis

Zutaten

2 reife Mangos, geschält und gewürfelt

200 g Naturjoghurt (ungesüßt)

1 kleine Banane

1 Prise Kardamom

Zubereitung

Die Mangowürfel mit der Banane, dem Joghurt und Kardamom in einen Mixer geben und zu einer glatten Masse verarbeiten. Die Masse in eine Eismaschine füllen und gefrieren lassen oder in einen flachen Behälter füllen und im Gefrierfach fest werden lassen. Zwischendurch gelegentlich umrühren, um Eiskristalle zu vermeiden.

4. Dattel-Schoko-Eis

Zutaten

10 weiche Datteln, entsteint

1 Dose Kokosmilch (400 ml, ungesüßt)

3 Esslöffel ungesüßtes Kakaopulver

1 Teelöffel Vanilleextrakt

Zubereitung

Datteln grob hacken und mit etwas heißem Wasser einweichen, bis sie weich sind (etwa 10 Minuten). Dann zusammen mit der Kokosmilch, Kakaopulver und Vanilleextrakt in einen Mixer geben und alles zu einer homogenen Creme verarbeiten. Die Masse in eine Eismaschine füllen oder direkt in einem Behälter einfrieren. Nach 3–4 Stunden ist das Eis servierfertig. Vor dem Portionieren etwas antauen lassen.

5. Blaubeer-Joghurt-Eis

Zutaten

250 g frische oder gefrorene Blaubeeren

200 g griechischer Joghurt (ungesüßt)

1 reife Banane

Saft einer halben Zitrone

Zubereitung

Alle Zutaten in einen Mixer geben und zu einer feinen Masse verarbeiten. Wer eine glattere Textur bevorzugt, kann die Mischung zusätzlich durch ein Sieb streichen. Danach die Masse in eine Eismaschine geben oder in einen Behälter füllen und für ca. 2–3 Stunden einfrieren. Vor dem Servieren leicht antauen lassen und mit frischen Beeren garnieren.

6. Avocado-Limetten-Eis

Zutaten

2 reife Avocados

Saft von 2 Limetten

1 reife Banane

150 ml Kokosmilch (ungesüßt)

1 Teelöffel Vanilleextrakt

Zubereitung

Die Avocados halbieren, entkernen und das Fruchtfleisch mit Limettensaft, Banane, Kokosmilch und Vanilleextrakt in einen Mixer geben. Alles zu einer cremigen Masse pürieren. In einen geeigneten Behälter füllen und mindestens 3 Stunden einfrieren. Vor dem Servieren kurz antauen lassen.

7. Apfel-Zimt-Eis

Zutaten

3 Äpfel, geschält und gewürfelt

1 Teelöffel Zimt

1 kleine Banane

150 ml ungesüßter Naturjoghurt

Saft einer halben Zitrone

Zubereitung

Die Apfelstücke in einem kleinen Topf mit etwas Wasser weich dünsten, dann abkühlen lassen. Zusammen mit Banane, Joghurt, Zitronensaft und Zimt in einem Mixer pürieren. In einen Behälter füllen und 3–4 Stunden gefrieren lassen. Vor dem Servieren leicht antauen lassen.

8. Kirsch-Bananen-Eis

Zutaten

300 g entsteinte Kirschen (frisch oder TK)

2 reife Bananen

1 Teelöffel Zitronensaft

1 Prise Vanille

Zubereitung

Alle Zutaten in einen Mixer geben und glatt pürieren. Die Masse in eine Eismaschine geben oder direkt in einem gefriergeeigneten Behälter einfrieren. Während des Gefrierens gelegentlich umrühren, um Eiskristalle zu vermeiden. Mindestens 3 Stunden kühlen.

9. Kokos-Ananas-Eis

Zutaten

300 g Ananasstücke (frisch oder TK)

200 ml Kokosmilch (ungesüßt)

1 kleine reife Banane

1 Teelöffel Zitronensaft

Zubereitung

Die Ananas mit Banane, Kokosmilch und Zitronensaft im Mixer fein pürieren. Die Masse in einen Behälter füllen und ins Gefrierfach stellen. Nach 2–3 Stunden servieren oder zwischendurch umrühren, um eine cremige Konsistenz zu erhalten.

10. Cashew-Vanille-Eis

Zutaten

100 g Cashewkerne, über Nacht in Wasser eingeweicht

200 ml ungesüßte Mandelmilch

1 reife Banane

1 Teelöffel Vanilleextrakt

1 Prise Salz

Zubereitung

Die eingeweichten Cashews abspülen und mit Mandelmilch, Banane, Vanilleextrakt und Salz in einem Mixer fein pürieren. Die Masse in eine Eismaschine geben oder in einem Behälter im Gefrierschrank fest werden lassen. Vor dem Servieren leicht antauen lassen.

11. Pfirsich-Mandel-Eis

Zutaten

3 reife Pfirsiche, entkernt und in Stücke geschnitten

1 reife Banane

150 ml ungesüßte Mandelmilch

1 Teelöffel Mandelmus

1 Teelöffel Zitronensaft

Zubereitung

Pfirsiche, Banane, Mandelmilch, Mandelmus und Zitronensaft in einen Mixer geben und fein pürieren. Die Masse in einen gefriergeeigneten Behälter füllen und mindestens 3 Stunden einfrieren. Vor dem Servieren kurz antauen lassen und cremig rühren.

12. Brombeer-Kokos-Eis

Zutaten

300 g Brombeeren (frisch oder TK)

200 ml Kokosmilch (ungesüßt)

1 kleine reife Banane

1 Teelöffel Vanilleextrakt

Zubereitung

Alle Zutaten in einen Mixer geben und glatt pürieren. Die Masse in eine Eismaschine geben oder direkt in einem Behälter einfrieren. Nach 2–3 Stunden servierbereit. Für eine glattere Textur kann die Masse vor dem Einfrieren durch ein Sieb gestrichen werden.

13. Birne-Zimt-Eis

Zutaten

2 reife Birnen, geschält und gewürfelt

1 kleine Banane

1 Teelöffel Zimt

150 ml ungesüßter Joghurt

1 Teelöffel Zitronensaft

Zubereitung

Birnenstücke mit den restlichen Zutaten in einen Mixer geben und fein pürieren. Die Mischung in einen gefriergeeigneten Behälter geben und für mindestens 3 Stunden ins Gefrierfach stellen. Vor dem Servieren leicht antauen lassen.

14. Johannisbeer-Bananen-Eis

Zutaten

250 g rote Johannisbeeren, entstielt

2 reife Bananen

1 Teelöffel Vanille

1 Teelöffel Zitronensaft

Zubereitung

Johannisbeeren mit Bananen, Vanille und Zitronensaft im Mixer pürieren. Die Masse durch ein Sieb streichen, um die Kerne zu entfernen. Anschließend in einem Behälter einfrieren und nach etwa 3 Stunden servieren.

15. Melonen-Minze-Sorbet

Zutaten

500 g Wassermelone, entkernt und gewürfelt

1 kleine reife Banane

1 Teelöffel Zitronensaft

Einige Blätter frische Minze

Zubereitung

Alle Zutaten in einem Mixer glatt pürieren. Die Masse in einen flachen Behälter füllen und ins Gefrierfach stellen. Nach 1–2 Stunden mit einer Gabel durchrühren und erneut einfrieren. Vorgang ein- bis zweimal wiederholen, dann servieren.

16. Feigen-Bananen-Eis

Zutaten

6 getrocknete Feigen, eingeweicht und entstielt

2 reife Bananen

150 ml ungesüßte Mandelmilch

1 Teelöffel Vanilleextrakt

Zubereitung

Die eingeweichten Feigen zusammen mit den Bananen, Mandelmilch und Vanilleextrakt in einem Mixer zu einer cremigen Masse verarbeiten. In einen Behälter füllen und mindestens 3 Stunden einfrieren. Vor dem Servieren leicht antauen lassen und erneut durchrühren.

17. Rhabarber-Erdbeer-Sorbet

Zutaten

200 g Rhabarber, geschält und gewürfelt

200 g Erdbeeren, geputzt

1 reife Banane

Saft einer halben Orange

Zubereitung

Rhabarber in wenig Wasser weich dünsten und abkühlen lassen. Mit den Erdbeeren, Banane und Orangensaft im Mixer pürieren. In einen gefriergeeigneten Behälter füllen und mindestens 3 Stunden gefrieren lassen. Vor dem Servieren 5 Minuten antauen lassen.

18. Kiwi-Kokos-Eis

Zutaten

4 reife Kiwis, geschält

1 kleine Banane

150 ml Kokosmilch (ungesüßt)

1 Teelöffel Zitronensaft

Zubereitung

Alle Zutaten in einen Mixer geben und glatt pürieren. Die Masse in eine Eismaschine geben oder direkt in einem Gefrierbehälter einfrieren. Für eine feine Konsistenz nach 2 Stunden nochmals umrühren und weitere 1–2 Stunden gefrieren.

19. Heidelbeer-Dattel-Eis

Zutaten

250 g Heidelbeeren

6 weiche Datteln, entsteint

200 g Naturjoghurt (ungesüßt)

1 Teelöffel Zitronensaft

Zubereitung

Datteln in etwas warmem Wasser einweichen. Zusammen mit Heidelbeeren, Joghurt und Zitronensaft in einem Mixer glatt pürieren. Die Masse in einen geeigneten Behälter füllen und für mindestens 3 Stunden einfrieren. Vor dem Servieren kurz antauen lassen.

20. Grapefruit-Minz-Sorbet

Zutaten

250 ml frisch gepresster Grapefruitsaft

1 kleine Banane

Einige Blätter frische Minze

1 Teelöffel Limettensaft

Zubereitung

Alle Zutaten in einem Mixer zu einer glatten Masse verarbeiten. In einem flachen Behälter einfrieren und alle 30 Minuten mit einer Gabel umrühren, bis eine sorbetartige Konsistenz erreicht ist. Nach 3 Stunden servierbereit.

21. Orangen-Karotten-Eis

Zutaten

250 ml frisch gepresster Orangensaft

1 kleine Karotte, fein gerieben

1 reife Banane

1 Prise Zimt

Zubereitung

Alle Zutaten in einem Mixer cremig pürieren. Die Masse in einen Behälter füllen und mindestens 3 Stunden einfrieren. Vor dem Servieren kurz antauen lassen und umrühren, um eine cremige Textur zu erhalten.

22. Bananen-Mandelmus-Eis

Zutaten

3 reife Bananen, in Scheiben gefroren

2 Esslöffel Mandelmus

1 Teelöffel Vanilleextrakt

1 Prise Salz

Zubereitung

Die gefrorenen Bananenscheiben mit Mandelmus, Vanille und Salz im Mixer glatt pürieren. Sofort als Softeis servieren oder in einen Behälter füllen und für 1–2 Stunden einfrieren. Vor dem Portionieren leicht antauen lassen.

23. Cantaloupe-Melonen-Sorbet

Zutaten

500 g Cantaloupe-Melone, gewürfelt

1 kleine Banane

Saft einer halben Zitrone

Einige Blätter frische Minze

Zubereitung

Melonenstücke mit Banane, Zitronensaft und Minze pürieren. Die Mischung in einen flachen Behälter geben und 3–4 Stunden einfrieren. Alle 30 Minuten mit einer Gabel durchrühren, bis die gewünschte Sorbetkonsistenz erreicht ist.

24. Aprikosen-Joghurt-Eis

Zutaten

300 g reife Aprikosen, entsteint

1 reife Banane

200 g griechischer Joghurt (ungesüßt)

1 Teelöffel Zitronensaft

Zubereitung

Aprikosen mit Banane, Joghurt und Zitronensaft fein pürieren. Die Mischung in eine Eismaschine geben oder in einem Gefrierbehälter 3–4 Stunden einfrieren. Vor dem Servieren einige Minuten bei Zimmertemperatur stehen lassen.

25. Ananas-Minz-Sorbet

Zutaten

300 g Ananas, gewürfelt

1 kleine Banane

Saft einer halben Limette

Einige frische Minzblätter

Zubereitung

Alle Zutaten in einem Mixer fein pürieren. Die Masse in einen geeigneten Behälter füllen und einfrieren. Während des Gefrierens gelegentlich umrühren, um eine geschmeidige Sorbetkonsistenz zu erzielen. Mindestens 3 Stunden durchkühlen lassen.

26. Kakao-Bananen-Eis

Zutaten

3 reife Bananen, in Scheiben gefroren

2 Esslöffel ungesüßtes Kakaopulver

1 Teelöffel Vanilleextrakt

1 Prise Zimt

Zubereitung

Gefrorene Bananen mit Kakaopulver, Vanille und Zimt in einen Mixer geben und cremig pürieren. Sofort servieren oder für eine festere Konsistenz 1–2 Stunden einfrieren. Vor dem Servieren kurz antauen lassen.

27. Zwetschgen-Zimt-Eis

Zutaten

300 g Zwetschgen, entsteint

1 kleine Banane

150 g Naturjoghurt (ungesüßt)

1 Teelöffel Zimt

Zubereitung

Zwetschgen kurz dünsten und abkühlen lassen. Zusammen mit Banane, Joghurt und Zimt fein pürieren. In einen Gefrierbehälter füllen und mindestens 3 Stunden einfrieren. Vor dem Servieren leicht antauen lassen und cremig rühren.

28. Banane-Kokos-Eis

Zutaten

2 reife Bananen

150 ml Kokosmilch (ungesüßt)

1 Esslöffel Kokosraspeln

1 Teelöffel Limettensaft

Zubereitung

Alle Zutaten im Mixer cremig pürieren. In einen geeigneten Behälter geben und 3–4 Stunden einfrieren. Vor dem Servieren einige Minuten bei Zimmertemperatur stehen lassen und mit Kokosraspeln bestreuen.

29. Gurken-Minz-Sorbet

Zutaten

1 große Salatgurke, geschält und entkernt

1 kleine Banane

Saft von 1 Zitrone

Einige frische Minzblätter

Zubereitung

Gurke grob würfeln und mit Banane, Zitronensaft und Minze im Mixer glatt pürieren. Die Masse in einen flachen Behälter geben und einfrieren. Alle 30 Minuten umrühren, bis die gewünschte Konsistenz erreicht ist. Nach etwa 3 Stunden servierfertig.

30. Honigmelonen-Sorbet

Zutaten

500 g Honigmelone, gewürfelt

1 kleine Banane

Saft einer halben Limette

1 Teelöffel Vanilleextrakt

Zubereitung

Melonenstücke mit Banane, Limettensaft und Vanille im Mixer fein pürieren. In einen Behälter füllen und für mindestens 3 Stunden einfrieren. Vor dem Servieren kurz antauen lassen und cremig rühren.

31. Banane-Kaffee-Eis

Zutaten

2 reife Bananen, gefroren

100 ml starker, abgekühlter Espresso

50 ml Kokosmilch (ungesüßt)

1 Teelöffel Vanilleextrakt

Zubereitung

Gefrorene Bananen mit Espresso, Kokosmilch und Vanilleextrakt in einen Mixer geben und zu einer cremigen Masse verarbeiten. In einen geeigneten Behälter füllen und mindestens 2 Stunden einfrieren. Vor dem Servieren kurz antauen lassen.

32. Cranberry-Bananen-Eis

Zutaten

200 g Cranberries (frisch oder TK)

2 reife Bananen

1 Teelöffel Zitronensaft

150 ml ungesüßter Apfelsaft

Zubereitung

Cranberries mit den restlichen Zutaten in einem Mixer fein pürieren. Die Masse in einen Gefrierbehälter geben und für mindestens 3 Stunden einfrieren. Vor dem Servieren leicht antauen lassen und cremig durchrühren.

33. Pflaumen-Kardamom-Eis

Zutaten

300 g Pflaumen, entsteint

1 reife Banane

1 Teelöffel Kardamom (gemahlen)

150 ml ungesüßter Joghurt

Zubereitung

Pflaumen und Banane mit Kardamom und Joghurt im Mixer cremig pürieren. Die Mischung in einen Behälter geben und 3–4 Stunden einfrieren. Vor dem Servieren leicht antauen lassen und glatt rühren.

34. Grapefruit-Avocado-Sorbet

Zutaten

250 ml frisch gepresster Grapefruitsaft

1 reife Avocado

1 kleine Banane

1 Teelöffel Limettensaft

Zubereitung

Avocado halbieren, entkernen und mit dem Grapefruitsaft, Banane und Limettensaft in einem Mixer fein pürieren. Die Masse in einen flachen Behälter füllen und für mindestens 3 Stunden gefrieren lassen. Vor dem Servieren mit einer Gabel auflockern.

35. Kiwi-Birnen-Eis

Zutaten

3 reife Kiwis, geschält

2 reife Birnen, geschält und entkernt

1 Teelöffel Zitronensaft

1 Teelöffel Vanilleextrakt

Zubereitung

Kiwis und Birnen zusammen mit Zitronensaft und Vanille in einem Mixer glatt pürieren. Die Mischung in einen Behälter füllen und mindestens 3 Stunden einfrieren. Vor dem Servieren leicht antauen lassen und cremig rühren.

36. Ananas-Basilikum-Sorbet

Zutaten

300 g frische Ananas, gewürfelt

1 kleine Banane

1 Teelöffel Zitronensaft

Einige Blätter frisches Basilikum

Zubereitung

Ananas mit Banane, Zitronensaft und Basilikum in einem Mixer fein pürieren. Die Masse in einen flachen Behälter füllen und für mindestens 3 Stunden einfrieren. Zwischendurch umrühren, um eine feine Sorbetstruktur zu erhalten. Vor dem Servieren kurz antauen lassen.

37. Dattel-Kokos-Eis

Zutaten

8 weiche Datteln, entsteint

200 ml Kokosmilch (ungesüßt)

1 Teelöffel Vanilleextrakt

1 Prise Zimt

Zubereitung

Datteln in etwas warmem Wasser einweichen, dann mit Kokosmilch, Vanille und Zimt im Mixer cremig pürieren. Die Masse in einen Gefrierbehälter füllen und für mindestens 3 Stunden einfrieren. Vor dem Servieren kurz antauen lassen und umrühren.

38. Maracuja-Bananen-Eis

Zutaten

4 Maracujas (nur das Fruchtfleisch)

2 reife Bananen

150 ml Naturjoghurt (ungesüßt)

1 Teelöffel Zitronensaft

Zubereitung

Das Fruchtfleisch der Maracujas mit den Bananen, Joghurt und Zitronensaft im Mixer glatt pürieren. Die Masse in einen geeigneten Behälter füllen und mindestens 3 Stunden einfrieren. Vor dem Servieren cremig rühren und nach Wunsch mit frischem Maracujamark toppen.

39. Mango-Basilikum-Eis

Zutaten

2 reife Mangos, geschält und gewürfelt

1 kleine Banane

Einige frische Basilikumblätter

150 ml ungesüßte Mandelmilch

Zubereitung

Mango, Banane, Basilikum und Mandelmilch in einem Mixer cremig pürieren. Die Masse in eine Eismaschine geben oder in einem Behälter für 3–4 Stunden einfrieren. Vor dem Servieren einige Minuten bei Zimmertemperatur stehen lassen.

40. Erdbeer-Rhabarber-Eis

Zutaten

200 g Rhabarber, geschält und in Stücke geschnitten

200 g Erdbeeren, geputzt

1 kleine Banane

1 Teelöffel Vanille

Zubereitung

Rhabarber mit etwas Wasser weich dünsten, abkühlen lassen. Zusammen mit Erdbeeren, Banane und Vanille im Mixer fein pürieren. In einen Behälter füllen und für mindestens 3 Stunden einfrieren. Vor dem Servieren leicht antauen lassen.

41. Pfirsich-Kokos-Eis

Zutaten

3 reife Pfirsiche, entsteint

1 kleine Banane

150 ml Kokosmilch (ungesüßt)

1 Teelöffel Zitronensaft

Zubereitung

Pfirsiche grob zerkleinern und mit Banane, Kokosmilch und Zitronensaft im Mixer fein pürieren. Die Mischung in einen geeigneten Behälter füllen und für mindestens 3 Stunden einfrieren. Vor dem Servieren kurz antauen lassen und cremig umrühren.

42. Apfel-Kiwi-Eis

Zutaten

2 süße Äpfel, geschält und entkernt

2 reife Kiwis, geschält

1 kleine Banane

1 Teelöffel Zitronensaft

Zubereitung

Alle Zutaten in einen Mixer geben und glatt pürieren. Die Masse in einen Gefrierbehälter füllen und mindestens 3 Stunden einfrieren. Vor dem Servieren 5–10 Minuten antauen lassen und mit einem Löffel cremig durchrühren.

43. Heidelbeer-Kokos-Eis

Zutaten

250 g Heidelbeeren

1 kleine Banane

150 ml Kokosmilch (ungesüßt)

1 Teelöffel Vanilleextrakt

Zubereitung

Heidelbeeren mit Banane, Kokosmilch und Vanilleextrakt im Mixer zu einer glatten Masse verarbeiten. Die Mischung in einen geeigneten Behälter füllen und für mindestens 3 Stunden einfrieren. Vor dem Servieren leicht antauen lassen und cremig rühren.

44. Melone-Gurke-Sorbet

Zutaten

300 g Honigmelone, gewürfelt

100 g Salatgurke, geschält

1 kleine Banane

Saft einer halben Zitrone

Zubereitung

Alle Zutaten in einem Mixer fein pürieren. Die Masse in einen flachen Behälter füllen und im Gefrierfach mindestens 3 Stunden einfrieren. Zwischendurch mit einer Gabel auflockern, um eine feine Konsistenz zu erzielen. Vor dem Servieren leicht antauen lassen.

45. Nektarinen-Bananen-Eis

Zutaten

3 reife Nektarinen, entsteint

2 reife Bananen

150 ml ungesüßter Joghurt

1 Teelöffel Zitronensaft

Zubereitung

Nektarinen und Bananen mit Joghurt und Zitronensaft im Mixer cremig pürieren. In einen Behälter füllen und mindestens 3 Stunden einfrieren. Vor dem Servieren kurz bei Raumtemperatur stehen lassen und cremig umrühren.

46. Ananas-Kiwi-Sorbet

Zutaten

300 g Ananas, gewürfelt

2 reife Kiwis, geschält

1 kleine Banane

Saft einer halben Limette

Zubereitung

Alle Zutaten in einem Mixer fein pürieren. Die Mischung in einen flachen Behälter füllen und für mindestens 3 Stunden einfrieren. Während des Gefrierens gelegentlich umrühren. Vor dem Servieren kurz antauen lassen und cremig rühren.

47. Banane-Zimt-Joghurt-Eis

Zutaten

2 reife Bananen

200 g griechischer Joghurt (ungesüßt)

1 Teelöffel Zimt

1 Teelöffel Zitronensaft

Zubereitung

Bananen mit Joghurt, Zimt und Zitronensaft im Mixer glatt pürieren. Die Masse in einen Behälter füllen und mindestens 3 Stunden einfrieren. Vor dem Servieren leicht antauen lassen und cremig umrühren.

48. Mango-Orangen-Eis

Zutaten

2 reife Mangos, geschält und gewürfelt

100 ml frisch gepresster Orangensaft

1 kleine Banane

1 Teelöffel Vanilleextrakt

Zubereitung

Mango mit Orangensaft, Banane und Vanille im Mixer glatt pürieren. Die Mischung in einen geeigneten Behälter geben und für mindestens 3 Stunden einfrieren. Vor dem Servieren einige Minuten bei Raumtemperatur stehen lassen.

49. Erdbeer-Kokos-Eis

Zutaten

300 g Erdbeeren, geputzt

1 kleine Banane

150 ml Kokosmilch (ungesüßt)

1 Teelöffel Zitronensaft

Zubereitung

Alle Zutaten im Mixer cremig pürieren. Die Masse in einen Behälter füllen und mindestens 3 Stunden einfrieren. Vor dem Servieren leicht antauen lassen und cremig rühren.

50. Apfel-Ingwer-Sorbet

Zutaten

2 süße Äpfel, geschält und entkernt

1 kleine Banane

1 Teelöffel frisch geriebener Ingwer

150 ml ungesüßter Apfelsaft

1 Teelöffel Zitronensaft

Zubereitung

Alle Zutaten in einem Mixer glatt pürieren. Die Masse in einen flachen Behälter füllen und im Gefrierschrank mindestens 3 Stunden gefrieren lassen. Vor dem Servieren mit einer Gabel auflockern oder cremig durchrühren.

Bonuskapitel 1

Profi-Tipps für besseres Kochen

1. Die Grundlagen des guten Kochens – Warum Technik wichtiger ist als Rezepte

Wie du mit wenigen Regeln fast jedes Gericht verbessern kannst

Großartiges Kochen ist keine Magie. Es basiert nicht auf geheimen Rezepten oder komplizierten Techniken, sondern auf einfachen, universellen Prinzipien. Wenn du diese Regeln kennst und anwendest, kannst du fast jedes Gericht spürbar verbessern – unabhängig von der Küche, dem Rezept oder den Zutaten. Ein guter Koch versteht nicht nur, *was* er tut, sondern vor allem *warum* er es tut.

1. Geschmacksschichten aufbauen statt einfach nur würzen

Viele Hobbyköche fügen am Ende des Kochens Salz und Pfeffer hinzu und wundern sich, warum ihr Essen flach schmeckt. Profiköche hingegen bauen Geschmack in mehreren Schichten auf. Salz verstärkt Aromen, wenn es frühzeitig hinzugefügt wird, Säure bringt Frische, Süße kann Bitterkeit ausgleichen und Umami verleiht Tiefe.

Statt ein Gericht einfach nur nachzusalzen, solltest du bewusst überlegen, wie du verschiedene Geschmackskomponenten miteinander in Balance bringst. Eine Prise Zucker in einer Tomatensauce kann Säure abrunden, ein Spritzer Zitronensaft kann eine fade Suppe beleben. Das richtige Würzen bedeutet nicht, viele Gewürze zu verwenden, sondern gezielt die Geschmackswahrnehmung zu steuern.

2. Hitze kontrollieren und gezielt einsetzen

Die Temperatur, mit der du kochst, ist entscheidender als die Garzeit. Viele Hobbyköche kochen entweder mit zu hoher Hitze, sodass Zutaten außen verbrennen und innen roh bleiben, oder mit zu niedriger Temperatur, wodurch sie keine Röstaromen entwickeln.

Ein Steak braucht eine heiße Pfanne, damit es eine schöne Kruste bekommt, während Gemüse oft mit mittlerer Hitze besser gart, um nicht matschig zu werden. Beim Braten ist es entscheidend, die Pfanne erst heiß werden zu lassen, bevor du Öl oder Butter hinzugibst. Auch beim Backen spielt Hitze eine große Rolle – ein zu heißer Ofen lässt Brot von außen verbrennen, während es innen noch nicht durch ist.

Wer die Kontrolle über die Temperatur behält, kann die Textur und den Geschmack eines Gerichts maßgeblich beeinflussen.

3. Die richtige Zubereitungsreihenfolge beachten

Timing ist in der Küche alles. Ein häufiges Problem ist, dass Zutaten in der falschen Reihenfolge in die Pfanne oder den Topf kommen. Zwiebeln brauchen zum Beispiel Zeit, um ihr volles Aroma zu entfalten, während Knoblauch schnell verbrennt und dann bitter schmeckt. Deshalb gibt man ihn erst später hinzu.

Auch das Timing von Fleisch ist entscheidend. Wenn du ein Steak brätst und es direkt anschneidest, verliert es seinen Saft. Lässt du es jedoch ein paar Minuten ruhen, bleibt es saftig und geschmackvoll. Gemüse, das knackig bleiben soll, kommt erst am Ende in den Wok, während Karotten oder Kartoffeln mehr Zeit benötigen.

Ein gut geplantes Gericht folgt einer klaren Abfolge von Schritten, in der jede Zutat genau zur richtigen Zeit verarbeitet wird.

4. Aromen durch Säure verstärken

Einer der größten Unterschiede zwischen mittelmäßigem und exzellentem Essen ist der bewusste Einsatz von Säure. Zitronensaft, Essig, Wein oder fermentierte Lebensmittel können einem Gericht eine ganz neue Dimension verleihen.

Säure hebt Aromen hervor und sorgt dafür, dass ein Gericht nicht zu schwer wirkt. Eine cremige Sauce kann durch ein paar Tropfen Zitronensaft frischer schmecken, eine fade Suppe kann mit etwas Essig zum Leben erweckt werden. Auch Tomaten sind eine großartige natürliche Säurequelle, die vielen Gerichten mehr Tiefe verleiht.

Wer mit Säure spielt, kann aus simplen Zutaten erstaunlich viel Geschmack herausholen.

5. Konsistenz und Textur gezielt steuern

Ein gelungenes Gericht ist nicht nur eine Frage des Geschmacks, sondern auch der Textur. Knusprig trifft auf cremig, zart auf bissfest – dieser Kontrast macht Essen spannend.

Stell dir ein perfektes Croissant vor: Außen knusprig, innen luftig und weich. Oder eine gute Pasta, die genau den richtigen Biss hat. Wer die Konsistenz bewusst steuert, bringt ein Gericht auf ein neues Niveau.

Dazu gehört, Gemüse richtig zu blanchieren, damit es knackig bleibt, Fleisch korrekt zu ruhen, damit es saftig ist, oder eine Sauce nicht zu stark zu binden, damit sie noch eine angenehme Fließfähigkeit hat. Auch das Anrichten spielt eine Rolle – knusprige Elemente immer erst am Ende hinzufügen, damit sie nicht aufweichen.

6. Abschmecken wie ein Profi

Gutes Essen entsteht nicht durch exakte Mengenangaben in einem Rezept, sondern durch das Abschmecken während des Kochens. Die besten Köche verlassen sich nicht nur auf Zahlen, sondern probieren ihr Essen ständig und passen die Würzung an.

Dabei kommt es nicht nur auf Salz an. Schmeckt ein Gericht langweilig, kann ein Spritzer Zitronensaft oder eine Prise Zucker helfen. Ist es zu salzig, kann etwas Säure oder eine cremige Komponente das ausgleichen. Wer bewusst abschmeckt, entwickelt mit der Zeit ein besseres Gespür für Aromen und lernt, Gerichte intuitiv zu perfektionieren.

Die häufigsten Fehler in der Küche und wie du sie vermeidest

Gutes Kochen beginnt nicht mit einem perfekten Rezept, sondern mit dem Wissen, welche Fehler es zu vermeiden gilt. Viele Probleme in der Küche entstehen nicht durch mangelnde Fähigkeiten, sondern durch kleine Unachtsamkeiten, die den Geschmack und die Konsistenz eines Gerichts ruinieren. Wer sich dieser Stolperfallen bewusst ist, kann sie umgehen und mit deutlich besseren Ergebnissen kochen.

Einer der häufigsten Fehler ist die falsche Vorbereitung. Viele Hobbyköche fangen an zu kochen, bevor alle Zutaten bereitstehen. Das führt dazu, dass etwas anbrennt, während noch Gemüse geschnitten wird, oder dass eine wichtige Zutat fehlt. Ein Profi stellt sich vor dem Kochen immer alle Zutaten bereit, wiegt ab, schneidet vor und sorgt dafür, dass die Küche organisiert ist. Diese sogenannte *Mise en Place* spart nicht nur Zeit, sondern verhindert auch unnötigen Stress.

Ein weiteres Problem ist der falsche Umgang mit Hitze. Zu hohe Temperaturen lassen Fleisch verbrennen, während es innen noch roh ist, zu niedrige Temperaturen verhindern eine schöne Bräunung. Wer Röstaromen erzeugen will, braucht eine gut vorgeheizte Pfanne. Öl sollte erst hineingegeben werden, wenn die Pfanne heiß ist, damit sich die Oberfläche des Bratguts sofort verschließt. Andererseits gibt es empfindliche Zutaten wie Butter oder Knoblauch, die bei zu hoher Hitze verbrennen und bitter werden. Die richtige Temperaturwahl ist entscheidend, um das gewünschte Ergebnis zu erzielen.

Auch das Überladen der Pfanne ist ein klassischer Fehler. Wer zu viele Zutaten gleichzeitig in eine Pfanne gibt, senkt die Temperatur so stark, dass sich kein Röstaroma bilden kann. Stattdessen tritt Wasser aus, und das Fleisch oder Gemüse wird eher gekocht als gebraten. Besser ist es, in mehreren Durchgängen zu arbeiten oder eine größere Pfanne zu verwenden.

Beim Würzen greifen viele Menschen erst ganz am Ende zum Salzstreuer. Salz braucht jedoch Zeit, um sich mit den Zutaten zu verbinden und Aromen zu verstärken. Fleisch, Gemüse oder Teigwaren profitieren davon, wenn sie bereits frühzeitig gesalzen werden. Gleichzeitig ist es wichtig, nicht nur auf Salz zu setzen. Säure in Form von Zitronensaft oder Essig kann ein Gericht oft mehr abrunden als eine zusätzliche Prise Salz.

Zu langes oder falsches Garen ist ein weiteres Problem. Viele Menschen kochen Nudeln zu weich, braten Fisch zu trocken oder lassen Gemüse verkochen, bis es jeglichen Biss verloren hat. Die besten Ergebnisse erzielt man, wenn man sich an die Faustregel hält, dass die Restwärme immer noch nachgart. Pasta sollte *al dente* sein, Fleisch braucht eine kurze Ruhezeit nach dem Garen, und Gemüse sollte lieber etwas zu bissfest als zu weich sein.

Auch beim Backen gibt es typische Fehler. Viele Menschen öffnen zu früh die Ofentür, wodurch Gebäck in sich zusammenfällt. Andere messen Zutaten nicht genau genug ab, was beim Backen fatale Folgen haben kann. Während man beim Kochen improvisieren kann, erfordert Backen exakte Mengenangaben und ein Verständnis für die chemischen Prozesse, die dahinterstehen.

Schließlich unterschätzen viele die Bedeutung von Abschmecken. Wer sich nur auf Rezeptangaben verlässt, läuft Gefahr, ein langweiliges oder unausgewogenes Gericht zu servieren. Ein guter Koch kostet regelmäßig und passt den Geschmack während des Kochens an. Kleine Korrekturen mit Säure, Süße oder Fett können ein Gericht retten und geschmacklich abrunden.

Viele dieser Fehler lassen sich mit einem besseren Bewusstsein für den Kochprozess vermeiden. Wer sorgfältig vorbereitet, die richtige Temperatur wählt, Würzung und Garzeiten beachtet und konsequent abschmeckt, wird seine Gerichte spürbar verbessern. Kochen ist kein Hexenwerk – es sind oft nur kleine Details, die den Unterschied zwischen Mittelmaß und Perfektion ausmachen.

Warum Geduld und Präzision den größten Unterschied machen

Kochen ist weit mehr als das bloße Zusammenschütten von Zutaten. Es ist eine Kunst, die sowohl Fingerspitzengefühl als auch eine bewusste Herangehensweise erfordert. Die beiden wichtigsten Eigenschaften, die einen guten Koch von einem großartigen Koch unterscheiden, sind Geduld und Präzision. Wer beides beherrscht, kann selbst mit den einfachsten Zutaten herausragende Gerichte zaubern.

Viele Fehler in der Küche entstehen durch Ungeduld. Der Drang, alles möglichst schnell fertig zu bekommen, führt oft dazu, dass Zutaten nicht ihr volles Aroma entfalten können. Ein klassisches Beispiel ist das Anbraten von Fleisch. Wer ein Steak in eine Pfanne legt, die nicht heiß genug ist, wird keine krosse Kruste bekommen. Wer es zu früh wendet, verhindert, dass sich Röstaromen bilden. Die besten Ergebnisse erzielt man, wenn man dem Fleisch die Zeit gibt, in Ruhe Farbe zu entwickeln, anstatt es ständig hin und her zu bewegen.

Auch beim Garen von Gemüse spielt Geduld eine entscheidende Rolle. Viele Hobbyköche erhöhen die Temperatur, um den Prozess zu beschleunigen, und riskieren dabei, dass das Gemüse außen anbrennt, während es innen noch roh ist. Andere wiederum lassen es zu lange in heißem Wasser liegen, wodurch es jeglichen Biss verliert. Der beste Weg ist, sich auf die Textur zu konzentrieren und genau den Moment abzupassen, in dem das Gemüse seinen optimalen Garpunkt erreicht.

Beim Würzen ist Präzision wichtiger als blinde Experimentierfreude. Ein gutes Gericht lebt nicht davon, dass es mit möglichst vielen Gewürzen überladen wird, sondern von einer ausgewogenen Balance der Aromen. Salz sollte nicht wahllos hinzugefügt werden, sondern bewusst eingesetzt werden, um Geschmäcker zu verstärken. Auch der richtige Zeitpunkt spielt eine Rolle – Kräuter entfalten ihr Aroma unterschiedlich, je nachdem, ob sie zu Beginn oder am Ende des Kochprozesses hinzugefügt werden.

Backen ist der beste Beweis dafür, dass Präzision unerlässlich ist. Während man beim Kochen oft improvisieren kann, verzeiht Backen keine Ungenauigkeiten. Wer Mehl, Zucker oder Flüssigkeiten nicht exakt abmisst, riskiert, dass der Teig nicht aufgeht oder die Konsistenz nicht stimmt. Auch hier zeigt sich, dass Geduld belohnt wird – ein Brot braucht Zeit zum Gehen, ein Kuchen sollte nicht zu früh aus dem Ofen genommen werden, und eine frische Torte entfaltet ihren Geschmack oft erst richtig, wenn sie ausreichend gekühlt wurde.

Geduld ist auch beim Abschmecken ein entscheidender Faktor. Viele Menschen salzen ein Gericht zu schnell nach, ohne ihm die Chance zu geben, dass sich die Aromen entwickeln. Suppen und Saucen verändern ihren Geschmack durch das Köcheln, und viele Gewürze entfalten ihr volles Aroma erst nach einigen Minuten. Wer hier zu früh nachwürzt, läuft Gefahr, zu viel Salz oder Säure hinzuzufügen.

Die besten Köche sind nicht unbedingt diejenigen, die am meisten über exotische Zutaten oder ausgefallene Techniken wissen. Es sind diejenigen, die bereit sind, den Dingen die nötige Zeit zu geben und die kleinen Details zu perfektionieren. Geduld und Präzision machen den entscheidenden Unterschied – nicht nur zwischen einem guten und einem großartigen Gericht, sondern auch zwischen Frustration und Freude am Kochen.

2. Die Kunst der richtigen Würzung – So erschaffst du harmonische Aromen

Salz, Säure, Süße und Umami – Die vier Säulen des Geschmacks

Gutes Kochen bedeutet nicht nur, Zutaten richtig zuzubereiten, sondern vor allem, Geschmack gezielt zu steuern. Jedes großartige Gericht basiert auf einem ausgewogenen Zusammenspiel der vier zentralen Geschmackskomponenten: Salz, Säure, Süße und Umami. Wer versteht, wie diese Elemente miteinander harmonieren, kann aus einfachen Zutaten komplexe und perfekt abgestimmte Gerichte kreieren.

Salz ist die Grundlage für intensiven Geschmack. Es verstärkt natürliche Aromen und hebt die Wahrnehmung von Süße und Umami. Wer einmal ungesalzenes Brot oder eine fade Suppe probiert hat, weiß, wie entscheidend Salz für den Geschmack ist. Der größte Fehler vieler Hobbyköche ist es, zu spät oder zu ungleichmäßig zu salzen. Profis würzen schrittweise, damit sich das Salz gleichmäßig auflöst und mit den Zutaten verbindet. Auch der Zeitpunkt spielt eine Rolle: Fleisch sollte rechtzeitig gesalzen werden, damit es das Salz aufnehmen kann, während feines Meersalz oder Fleur de Sel erst am Ende über ein fertiges Gericht gestreut wird, um eine zusätzliche Geschmacksschicht zu erzeugen.

Säure bringt Frische und Balance. Zitronensaft, Essig, Joghurt oder Wein können ein Gericht beleben und oft mehr bewirken als zusätzliches Salz. Eine zu reichhaltige Sauce wird durch ein wenig Säure leichter, eine Suppe, die langweilig schmeckt, kann mit einem Spritzer Essig oder Zitrone plötzlich vielschichtiger wirken. Besonders in Kombination mit Fett sorgt Säure für einen Kontrast, der das Essen aufregender macht. In der asiatischen Küche ist Limettensaft eine essenzielle Zutat, während in der mediterranen Küche Tomaten und Weine für natürliche Säure sorgen.

Süße ist der oft unterschätzte Gegenspieler von Salz und Säure. Sie hilft dabei, Bitterkeit abzumildern und verleiht vielen herzhaften Gerichten Tiefe. Ein wenig Honig in einer Vinaigrette, eine Prise Zucker in einer Tomatensauce oder die natürliche Süße von karamellisierten Zwiebeln können den Geschmack abrunden und ausbalancieren. Besonders in der asiatischen Küche spielt Süße eine zentrale Rolle – etwa in Teriyaki-Saucen oder süß-sauren Gerichten, wo sie die Säure perfekt ergänzt.

Umami ist die geheime Kraft, die ein Gericht besonders herzhaft und intensiv macht. Dieser Geschmack, der oft als „fleischig" oder „wohlschmeckend" beschrieben wird, steckt in vielen Zutaten, die wir unbewusst lieben: gereifter Käse, Pilze, Tomaten, Fischsauce oder fermentierte Lebensmittel wie Sojasauce und Miso. Umami verstärkt andere Geschmacksnoten und gibt einem Gericht Tiefe. Ein Spritzer Sojasauce in einer Suppe, ein wenig Parmesan auf einer Pasta oder gebratene Pilze in einem Gemüsegericht können dafür sorgen, dass das Essen runder und intensiver schmeckt.

Jedes Gericht ist eine Balance dieser vier Elemente. Ein perfektes Geschmackserlebnis entsteht, wenn alle Komponenten gezielt aufeinander abgestimmt sind. Eine gut gewürzte Sauce wird erst richtig spannend, wenn sie mit etwas Säure aufgelockert wird, eine kräftige Brühe profitiert von einem Hauch Süße, und Umami gibt jedem Gericht eine tiefere Geschmacksdimension. Wer diese Grundprinzipien verinnerlicht, kann auch ohne exakte Rezepte kochen und intuitiv abschmecken – und genau das macht den Unterschied zwischen einfachem Essen und großartigem Genuss.

Wann Gewürze hinzugefügt werden sollten, um das Beste aus ihnen herauszuholen

Der richtige Zeitpunkt, um Gewürze hinzuzufügen, entscheidet darüber, ob ein Gericht flach und eindimensional schmeckt oder eine vielschichtige, tiefe Aromenstruktur entwickelt. Viele Hobbyköche würzen willkürlich, ohne sich Gedanken darüber zu machen, wann ein Gewürz seine volle Wirkung entfaltet. Doch genau wie die Temperatur oder die Garzeit hat auch das Timing beim Würzen einen enormen Einfluss auf das Endergebnis.

Trockene Gewürze entfalten ihr volles Aroma durch Hitze.

Getrocknete Gewürze wie Kreuzkümmel, Koriandersamen oder Paprikapulver entwickeln ihre intensiven Noten erst, wenn sie leicht angeröstet werden. In vielen Küchen der Welt, besonders in der indischen und nahöstlichen Küche, ist es üblich, Gewürze kurz in heißem Öl oder Ghee zu rösten, bevor die restlichen Zutaten hinzugefügt werden. Dabei werden ätherische Öle freigesetzt, die das Aroma deutlich verstärken. Wer Currypulver oder Garam Masala direkt in eine Sauce gibt, verschenkt einen Großteil der Aromen, die sich erst durch das Rösten entfalten würden.

Frische Kräuter sollten je nach Sorte früh oder spät hinzugefügt werden.

Nicht alle Kräuter reagieren gleich auf Hitze. Harte, robuste Kräuter wie Rosmarin, Thymian oder Lorbeerblätter entfalten ihr Aroma am besten, wenn sie früh mitgekocht werden. Sie brauchen Zeit, um ihre ätherischen Öle abzugeben und den Geschmack des Gerichts zu durchdringen. Zarte Kräuter wie Basilikum, Koriander oder Petersilie hingegen verlieren bei zu langer Hitzeeinwirkung ihr Aroma und sollten erst ganz am Ende oder sogar erst beim Servieren über das Gericht gestreut werden.

Salz beeinflusst den gesamten Kochprozess.

Viele Menschen salzen ihr Essen erst am Ende, doch das ist nicht immer die beste Strategie. Salz entzieht Lebensmitteln Wasser und verstärkt ihre natürlichen Aromen. Wer Gemüse oder Fleisch bereits während des Garens leicht salzt, sorgt dafür, dass sich die Geschmacksstoffe besser verbinden. Bei Teigen oder Marinaden ist es besonders wichtig, Salz früh zuzugeben, damit es sich gleichmäßig verteilen kann. Bei manchen Speisen, insbesondere bei Braten oder Schmorgerichten, sollte man zusätzlich am Ende nochmals nachsalzen, um den Geschmack optimal auszubalancieren.

Schärfe entwickelt sich je nach Zeitpunkt unterschiedlich.

Scharfe Zutaten wie Chili, Pfeffer oder Ingwer verändern ihre Intensität je nachdem, wann sie hinzugefügt werden. Chili, der früh in ein Gericht gegeben wird, gibt seine Schärfe gleichmäßig an die gesamte Sauce oder Brühe ab. Wird er erst am Ende hinzugefügt, bleibt die Schärfe direkter und kräftiger. Pfeffer entfaltet sein volles Aroma am besten, wenn er frisch gemahlen und erst kurz vor dem Servieren über das Essen gestreut wird. Wird er zu früh hinzugefügt, verliert er durch die Hitze viel von seiner charakteristischen Würze.

Gewürzmischungen können zu verschiedenen Zeitpunkten eingesetzt werden.
Manche Gewürzmischungen wie Currypulver oder Ras el Hanout enthalten eine Kombination aus Gewürzen, die sowohl Rösten als auch sanftes Köcheln vertragen. Andere Mischungen, insbesondere solche mit hitzeempfindlichen Kräutern oder getrockneten Zitrusnoten, entfalten sich am besten, wenn sie erst gegen Ende des Kochens hinzugefügt werden. Ein typisches Beispiel ist Garam Masala, das in der indischen Küche oft erst kurz vor dem Servieren über ein Gericht gestreut wird, um das volle Aroma zu bewahren.

Der richtige Umgang mit Gewürzen ist eine Kunst für sich. Wer versteht, wann welche Gewürze ihre maximale Wirkung entfalten, kann Geschmack gezielt steuern und Gerichte auf ein völlig neues Niveau heben. Timing ist beim Würzen genauso entscheidend wie die Qualität der Zutaten – und oft sind es genau diese kleinen Details, die aus einem guten Essen ein großartiges machen.

Die unterschätzte Rolle von Kräutern – frisch oder getrocknet?

Kräuter sind eine der einfachsten und effektivsten Möglichkeiten, um einem Gericht Tiefe, Frische und Aroma zu verleihen. Doch oft stellt sich die Frage: Sind frische Kräuter besser als getrocknete? Oder haben getrocknete Kräuter ihre eigene Berechtigung? Die Wahrheit ist, dass beide ihre Vorteile haben – entscheidend ist, wie und wann sie eingesetzt werden.

Frische Kräuter liefern lebendige Aromen und eine intensive Frische. Sie enthalten ätherische Öle, die sich besonders gut entfalten, wenn sie erst am Ende des Kochvorgangs hinzugefügt werden. Basilikum, Petersilie, Koriander oder Dill verlieren bei zu langer Hitzeeinwirkung schnell ihr Aroma und sollten daher erst kurz vor dem Servieren oder sogar erst auf dem Teller verwendet werden. Das gilt besonders für zarte Kräuter mit weichen Blättern, die ihre Frische und Struktur behalten sollen.

Robuste Kräuter wie Rosmarin, Thymian und Lorbeer können hingegen mitgekocht werden. Sie enthalten festere Zellstrukturen, die ihre ätherischen Öle langsamer freisetzen. Deshalb sind sie ideal für Schmorgerichte, Suppen oder Braten, bei denen sie über einen längeren Zeitraum ihr Aroma abgeben. Wer beispielsweise eine Sauce mit frischem Rosmarin oder Thymian verfeinern möchte, kann die Zweige direkt mitgaren und vor dem Servieren wieder entfernen.

Getrocknete Kräuter haben ein konzentrierteres Aroma und sind oft intensiver als frische Kräuter. Durch den Trocknungsprozess verlieren sie zwar Feuchtigkeit, doch ihre ätherischen Öle bleiben erhalten – oft sogar in noch höherer Konzentration als bei frischen Kräutern. Deshalb sollte man getrocknete Kräuter sparsam dosieren, da sie schnell ein Gericht dominieren können. Oregano, Majoran oder Estragon sind klassische Beispiele für Kräuter, die getrocknet oft sogar aromatischer sind als in frischer Form.

Der richtige Zeitpunkt ist entscheidend. Während frische Kräuter am besten am Ende oder als Garnitur eingesetzt werden, brauchen getrocknete Kräuter Zeit, um ihr Aroma zu entfalten. Sie sollten deshalb früh in den Kochprozess integriert werden, damit sie Feuchtigkeit aufnehmen und ihre ätherischen Öle an das Gericht abgeben können. Wer beispielsweise eine Tomatensauce mit getrocknetem Oregano verfeinern möchte, sollte ihn direkt mit den Tomaten einkochen, während frischer Basilikum erst am Ende hinzugefügt wird.

Manche Kräuter funktionieren sowohl frisch als auch getrocknet – mit unterschiedlichem Effekt. Petersilie, Schnittlauch oder Basilikum verlieren durch das Trocknen viel von ihrer Frische und sollten daher bevorzugt frisch verwendet werden. Andere Kräuter wie Oregano, Thymian oder Rosmarin behalten auch getrocknet ihr volles Aroma und können problemlos in beiden Formen eingesetzt werden.

Das Zusammenspiel von frischen und getrockneten Kräutern kann ein Gericht aufwerten. Eine Kombination aus beiden Varianten kann für eine komplexere Aromenschichtung sorgen. Beispielsweise kann eine Suppe mit getrocknetem Thymian während des Kochens gewürzt werden, während frischer Thymian kurz vor dem Servieren für eine zusätzliche Geschmacksebene sorgt.

Letztendlich kommt es darauf an, welches Ergebnis man erzielen möchte. Frische Kräuter bringen Leichtigkeit und Frische, getrocknete Kräuter sorgen für Tiefe und Intensität. Wer beide gezielt einsetzt, kann die Geschmacksdimension eines Gerichts gezielt steuern und das Beste aus jeder Zutat herausholen.

3. Perfekte Garzeiten – Wie du Fleisch, Fisch und Gemüse punktgenau zubereitest

Warum Temperatur wichtiger ist als Zeit

Viele Rezepte geben genaue Garzeiten vor: „15 Minuten köcheln lassen", „Steak 3 Minuten pro Seite braten", „30 Minuten bei 180 °C backen". Doch wer sich allein an diese Angaben hält, wird oft enttäuscht. Der eigentliche Schlüssel zu perfektem Kochen ist nicht die Zeit – es ist die Temperatur.

Die Temperatur entscheidet darüber, ob ein Steak saftig bleibt oder trocken wird, ob Brot eine knusprige Kruste bekommt oder matschig bleibt, und ob Gemüse seine Frische behält oder verkocht. Jedes Lebensmittel hat eine ideale Temperatur, bei der es seine beste Konsistenz und seinen optimalen Geschmack erreicht. Während die Zeit nur eine grobe Orientierung ist, ist die Temperatur der wahre Faktor, der über Erfolg oder Misserfolg entscheidet.

Ein klassisches Beispiel ist Fleisch. Ein Steak, das 3 Minuten pro Seite gebraten wird, kann perfekt medium sein – oder völlig übergart, wenn die Pfanne zu heiß oder zu kalt war. Entscheidend ist nicht, wie lange das Steak in der Pfanne liegt, sondern ob es die richtige Kerntemperatur erreicht. Ein medium-rare Steak sollte im Kern etwa 54–56 °C haben.

Wer sich darauf konzentriert, die richtige Temperatur zu erreichen, statt blind einer Zeitangabe zu folgen, wird jedes Mal das perfekte Ergebnis erzielen.

Auch beim Backen spielt die Temperatur eine größere Rolle als die Zeit. Brot braucht eine hohe Anfangstemperatur, damit sich eine krosse Kruste bildet, während der Kern noch feucht bleibt. Ist die Temperatur zu niedrig, bleibt das Brot blass und zäh, ist sie zu hoch, verbrennt es außen, bevor es innen durch ist. Viele Kuchen profitieren davon, wenn sie mit einer niedrigeren Temperatur langsam gebacken werden, um gleichmäßig aufzugehen, anstatt bei hoher Hitze außen schnell fest zu werden und innen noch roh zu sein.

Beim Kochen von Gemüse kann ein paar Grad Unterschied ebenfalls alles verändern. Wer Brokkoli oder Spargel in kochendem Wasser zu lange gart, bekommt eine weiche, fade Masse. Wird das Gemüse dagegen in leicht gesalzenem Wasser nur knapp unter dem Siedepunkt gegart oder gedämpft, bleibt es knackig und aromatisch. Auch das sogenannte „Schocken" in eiskaltem Wasser nach dem Kochen hilft, die leuchtende Farbe und die perfekte Konsistenz zu bewahren.

Ein weiteres Beispiel ist die Schokoladentemperierung. Wer Schokolade einfach erhitzt, bis sie geschmolzen ist, bekommt oft ein stumpfes, graues Ergebnis. Der Grund: Die Kristallstruktur des Kakaobutters verändert sich. Nur wenn die Schokolade präzise temperiert wird – erst auf 45 °C erwärmen, dann auf etwa 27 °C abkühlen lassen und anschließend wieder auf 31–32 °C erwärmen – bleibt sie glänzend und knackig.

Ein Thermometer ist eines der wertvollsten Werkzeuge in der Küche, weil es mehr Kontrolle über das Endergebnis gibt als jede Zeitangabe. Wer statt einer Stoppuhr lieber mit präziser Temperatur arbeitet, wird jedes Gericht auf ein neues Niveau heben. Denn egal ob beim Braten, Backen oder Kochen – Temperatur ist die wahre Geheimzutat für Perfektion.

Niedrigtemperaturgaren, scharfes Anbraten und Sous-vide – Was funktioniert wann?

Die Wahl der richtigen Garmethode entscheidet darüber, ob ein Gericht zart und saftig wird oder trocken und zäh. Während viele Hobbyköche Lebensmittel einfach „so lange garen, bis sie durch sind", arbeiten Profis gezielt mit Temperatur und Technik. Drei besonders wirkungsvolle Methoden sind das Niedrigtemperaturgaren, das scharfe Anbraten und das Sous-vide-Garen. Jede dieser Techniken hat ihre eigene Stärke – und wird am besten in der passenden Situation eingesetzt.

Niedrigtemperaturgaren – Perfekte Saftigkeit durch schonendes Garen

Beim Niedrigtemperaturgaren wird Fleisch oder Fisch über einen längeren Zeitraum bei sanfter Hitze gegart, meist zwischen 80 und 120 °C im Ofen. Diese Methode verhindert, dass die äußeren Schichten austrocknen, während das Innere langsam auf die gewünschte Temperatur kommt.

Besonders große Fleischstücke wie Rinderbraten, Schweinefilet oder Lammkeule profitieren davon. Statt die Außenseite durch hohe Hitze schnell zu verschließen, lässt das langsame Garen die Fleischfasern sanft entspannen. Das Ergebnis ist unglaublich saftiges, zartes Fleisch mit gleichmäßiger Garstufe.

Ein weiteres Beispiel ist Fisch. Empfindliche Sorten wie Lachs oder Kabeljau werden bei niedrigen Temperaturen glasig und butterweich, ohne dass sie auseinanderfallen. Anders als bei hoher Hitze bleibt die Struktur erhalten, und der Geschmack kommt intensiver zur Geltung.

Allerdings braucht diese Technik Geduld. Während ein Steak in wenigen Minuten scharf angebraten ist, kann ein Braten bei niedriger Temperatur mehrere Stunden im Ofen brauchen. Dafür ist das Ergebnis nahezu narrensicher – das Fleisch bleibt saftig, selbst wenn es etwas länger im Ofen bleibt als geplant.

Scharfes Anbraten – Röstaromen für intensiven Geschmack

Scharfes Anbraten nutzt hohe Temperaturen, um eine kräftige Kruste zu erzeugen. Durch die Maillard-Reaktion, die bei Temperaturen über 140 °C einsetzt, entstehen tiefe Röstaromen, die Fleisch, Gemüse oder Fisch geschmacklich aufwerten.

Diese Methode ist ideal für Lebensmittel, die von einer knusprigen Oberfläche profitieren, etwa Steaks, Koteletts oder Hähnchenbrust. Ein gut gebratenes Steak hat außen eine karamellisierte Kruste, die für Geschmack sorgt, während das Innere saftig bleibt.

Besonders wichtig ist die Wahl der richtigen Pfanne. Eine gusseiserne oder Edelstahlpfanne speichert die Hitze besser als eine beschichtete Pfanne und sorgt für gleichmäßige Bräunung. Auch das Timing ist entscheidend: Viele Hobbyköche wenden Fleisch zu früh, bevor sich die Kruste bilden kann. Ein gutes Steak sollte in Ruhe braten, ohne ständig bewegt zu werden.

Gemüse profitiert ebenfalls von scharfem Anbraten. Paprika, Zucchini oder Pilze bekommen durch hohe Hitze intensivere Aromen, weil ihre natürliche Süße durch Karamellisierung verstärkt wird. Wer Gemüse in einer überfüllten Pfanne bei zu niedriger Temperatur gart, bekommt hingegen eher eine gedämpfte Konsistenz als eine röstige Note.

Sous-vide-Garen – Präzision auf den Punkt

Beim Sous-vide-Garen werden Lebensmittel in einem Vakuumbeutel bei exakt kontrollierter Temperatur in einem Wasserbad gegart. Anders als beim Niedrigtemperaturgaren im Ofen schwankt die Temperatur hier nicht, sondern bleibt konstant auf den gewünschten Gargrad eingestellt – oft zwischen 50 und 65 °C für Fleisch oder Fisch.

Diese Methode ist ideal für absolute Präzision. Ein Steak, das bei 54 °C im Wasserbad gegart wird, wird niemals heißer als diese Temperatur und bleibt daher genau medium-rare – egal, wie lange es im Wasser liegt. Erst am Ende wird es kurz scharf angebraten, um eine knusprige Kruste zu bekommen.

Besonders empfindliche Lebensmittel wie Fisch, Geflügel oder Eier profitieren vom Sous-vide-Garen, weil sie genau auf den Punkt gegart werden können, ohne dass sie trocken oder zäh werden. Auch Gemüse behält durch diese Methode seine Farbe, Nährstoffe und Textur besser als bei herkömmlichem Kochen.

Der größte Nachteil ist der zusätzliche Aufwand. Sous-vide erfordert spezielle Geräte wie ein Thermalisierer oder ein Sous-vide-Stick sowie Vakuumbeutel. Auch dauert der Garprozess oft länger als herkömmliche Methoden. Doch für absolute Perfektionisten ist es eine unschlagbare Technik, die Ergebnisse liefert, die mit anderen Garmethoden schwer zu erreichen sind.

Welche Methode ist die richtige?

Jede dieser Techniken hat ihren eigenen Einsatzzweck. Wer Fleisch besonders saftig halten will, setzt auf Niedrigtemperaturgaren oder Sous-vide. Wer Röstaromen sucht, wählt scharfes Anbraten. Oft lassen sich die Methoden auch kombinieren – ein Steak kann erst Sous-vide gegart und anschließend scharf angebraten werden, um das Beste aus beiden Welten zu vereinen.

Die richtige Wahl hängt von der gewünschten Textur, dem Geschmack und dem Zeitaufwand ab. Wer diese Techniken versteht und gezielt einsetzt, kann sein Kochniveau deutlich steigern – unabhängig von der Art des Gerichts.

Die Zeichen der perfekten Garstufe – ohne Thermometer erkennen

Ein Fleischthermometer ist ein großartiges Werkzeug, um Steaks, Braten oder Geflügel exakt auf den Punkt zu garen. Doch nicht jeder hat eins zur Hand – und manchmal gibt es auch Gerichte, bei denen ein Thermometer nicht praktikabel ist. Glücklicherweise gibt es bewährte Methoden, mit denen sich die perfekte Garstufe auch ohne technische Hilfsmittel zuverlässig bestimmen lässt. Wer die richtige Konsistenz mit den Fingern, einem Messer oder durch optische Merkmale erkennt, kann Fleisch, Fisch, Gemüse oder Eier genau auf den gewünschten Garpunkt bringen.

Steaks und Kurzgebratenes – Der Fingertest

Bei Steaks ist der **Fingertest** eine der zuverlässigsten Methoden, um die Garstufe zu bestimmen. Dabei wird die Festigkeit des Fleisches mit dem eigenen Handballen verglichen:

- **Rare (blutig, ca. 48–52 °C)** → Das Steak fühlt sich weich und nachgiebig an, fast wie die gepolsterte Fläche unterhalb des Daumens, wenn die Hand locker geöffnet ist.
- **Medium-rare (rosa, ca. 54–56 °C)** → Wenn du Daumen und Zeigefinger leicht zusammenlegst, wird die Fläche unterhalb des Daumens etwas fester. So fühlt sich ein Steak in dieser Garstufe an.

- **Medium (leicht rosa, ca. 57–60 °C)** → Lege Daumen und Mittelfinger zusammen. Die Fläche unterhalb des Daumens wird etwas straffer – genauso fühlt sich ein medium gegartes Steak an.
- **Medium-well (fast durch, ca. 61–65 °C)** → Berühre Daumen und Ringfinger – die Spannung unterhalb des Daumens ist jetzt noch fester. Ein Steak mit dieser Konsistenz ist fast durchgebraten.
- **Well-done (durchgegart, über 70 °C)** → Bei Daumen und kleinem Finger fühlt sich die Haut unter dem Daumen sehr fest an – ein Steak mit dieser Festigkeit ist komplett durchgegart.

Diese Methode erfordert etwas Übung, doch mit der Zeit entwickelt man ein gutes Gespür für die richtige Konsistenz.

Geflügel – Farbe und Struktur entscheiden

Hähnchen und Pute müssen durchgegart sein, damit sie sicher verzehrt werden können. Eine einfache Methode, um dies ohne Thermometer zu überprüfen, ist der **Messertest**:

- Stich mit einer Messerspitze in die dickste Stelle des Fleischs, idealerweise an der Brust oder am Schenkel.
- Tritt der Fleischsaft klar aus, ist das Geflügel fertig. Ist der Saft noch rosa oder rötlich, braucht es noch etwas Zeit.
- Auch die Festigkeit gibt Hinweise: Geflügel, das noch roh ist, fühlt sich weich und elastisch an. Vollständig gegartes Geflügel ist fester, aber nicht trocken.

Fisch – Der Gabeltest für perfekte Zartheit

Fisch ist besonders empfindlich, wenn es um den Garpunkt geht. Ein zu lang gegarter Fisch wird trocken und bröselig, während ein perfekt gegarter Fisch saftig und leicht glasig bleibt.

- Eine einfache Methode ist der **Gabeltest**: Setze eine Gabel oder ein Messer an und versuche, den Fisch leicht auseinanderzuziehen. Wenn er sich mühelos in Lamellen teilt, ist er perfekt gegart.
- Ein weiterer Indikator ist die Farbe: Lachs sollte in der Mitte noch leicht glasig sein, weißer Fisch sollte eine undurchsichtige, aber nicht zu feste Konsistenz haben.
- Ein leichtes Glänzen der Oberfläche weist darauf hin, dass der Fisch saftig ist. Wenn er stumpf und trocken aussieht, war die Garzeit zu lang.

Eier – Der Wasserspinntest für den perfekten Härtegrad

Bei Eiern gibt es verschiedene Garstufen, die je nach Vorliebe getroffen werden müssen. Ohne Timer ist der **Wasserspinntest** eine clevere Methode:

- Halte das Ei nach dem Kochen mit einem Löffel kurz unter kaltes Wasser und drehe es auf einer glatten Fläche.
- Ein weiches Ei (4–5 Minuten) dreht sich kaum, da das flüssige Innere es instabil macht.
- Ein wachsweiches Ei (6–7 Minuten) dreht sich langsam und stoppt schneller.

- Ein hartgekochtes Ei (9–12 Minuten) dreht sich schnell und lange, da das Innere fest ist.

Diese Methode funktioniert besonders gut, wenn man keine Uhr zur Hand hat und trotzdem die perfekte Konsistenz treffen möchte.

Gemüse – Der Drucktest für den perfekten Biss

Gemüse sollte nicht verkocht werden, sondern seinen natürlichen Biss behalten. Der beste Indikator dafür ist der **Drucktest mit einer Gabel oder einem Messer**:

- **Kartoffeln und Wurzelgemüse:** Ein Messer sollte leicht in die Kartoffel oder Karotte eindringen, aber nicht völlig widerstandslos durchrutschen. Wenn das Gemüse sich fast von selbst vom Messer löst, ist es zu weich.
- **Grünes Gemüse wie Brokkoli oder Spargel:** Sollte sich elastisch anfühlen und noch leicht nachfedern. Wenn es zu weich ist, wurde es zu lange gegart.
- **Maiskolben:** Drücke mit einem Messer oder einer Gabel auf die Körner – wenn sie leicht nachgeben, aber nicht matschig sind, haben sie den perfekten Garpunkt erreicht.

Diese einfachen Tests helfen dabei, Gemüse genau auf den Punkt zu garen, ohne sich auf Zeitangaben verlassen zu müssen.

Pasta – Der Biss verrät alles

Pasta sollte nicht verkocht werden, sondern *al dente* sein – also bissfest. Ohne Uhr kann man das testen, indem man eine Nudel aus dem Wasser nimmt und durchbeißt:

- Eine perfekt gegarte Pasta hat im Inneren einen kleinen weißen Kern – das zeigt, dass sie noch Struktur hat.
- Wenn die Nudel durchgehend weich ist, wurde sie zu lange gekocht.
- Eine etwas ungewöhnliche, aber effektive Methode: Eine Nudel an eine glatte Kachel oder Fliese werfen. Bleibt sie kleben, ist sie oft schon über den idealen Punkt hinaus.

Fazit: Perfekte Garstufen mit allen Sinnen erkennen

Ein Thermometer kann präzise Ergebnisse liefern, doch in vielen Fällen reicht es, die Konsistenz, Farbe, Saftigkeit oder den Widerstand eines Lebensmittels zu testen. Wer lernt, sich auf seine Sinne zu verlassen, kann Fleisch, Fisch, Gemüse oder Pasta perfekt auf den Punkt garen – ganz ohne Technik. Die beste Methode ist immer, aufmerksam zu beobachten, regelmäßig zu testen und mit der Zeit ein Gespür für die richtige Garstufe zu entwickeln.

4. Effizienz in der Küche – So kochen Profis stressfrei und organisiert

Mise en Place: Warum Vorbereitung das Geheimnis entspannter Köche ist

In einer gut geführten Profiküche herrscht kein Chaos. Es gibt keine Hektik, kein panisches Suchen nach Zutaten oder Utensilien. Jeder Handgriff sitzt, alles ist genau dort, wo es gebraucht wird. Dieses Prinzip ist kein Zufall, sondern das Ergebnis eines klaren Systems: *Mise en Place.*

Der französische Ausdruck bedeutet wörtlich „alles an seinem Platz“ und beschreibt eine der wichtigsten Gewohnheiten in der Küche. Wer sich einmal bewusst darauf konzentriert, seine Zutaten und Werkzeuge richtig vorzubereiten, wird feststellen, dass Kochen nicht nur schneller, sondern auch stressfreier und angenehmer wird.

Warum gute Vorbereitung den größten Unterschied macht

Viele Hobbyköche beginnen zu kochen, während sie noch Zutaten abmessen, Gemüse schneiden oder nach Gewürzen suchen. Das führt dazu, dass plötzlich alles gleichzeitig passiert: Das Öl ist schon heiß, aber die Zwiebeln sind noch nicht geschnitten. Die Pasta kocht, aber die Sauce ist noch nicht fertig. Stress entsteht, weil man versucht, mehrere Dinge gleichzeitig zu erledigen – und dabei oft die Kontrolle verliert.

Wer sich stattdessen vor dem Kochen **bewusst Zeit für die Vorbereitung nimmt**, sorgt dafür, dass der gesamte Kochprozess flüssiger und effizienter abläuft. Zutaten sind bereits portioniert, Messer und Schneidebretter liegen bereit, und Gewürze müssen nicht erst umständlich gesucht werden. So bleibt mehr Fokus für das eigentliche Kochen, und das Endergebnis wird präziser.

Wie du Mise en Place in deiner Küche umsetzt

Gute Vorbereitung beginnt mit einem einfachen System, das sich in wenigen Schritten umsetzen lässt:

1. **Das Rezept durchlesen und gedanklich durchgehen**
   Bevor du loslegst, solltest du genau wissen, welche Zutaten benötigt werden und welche Schritte wichtig sind. Viele Fehler entstehen, weil man ein Rezept nur überfliegt und dann überrascht wird, wenn eine Zutat unerwartet vorbereitet oder eine bestimmte Technik angewendet werden muss.

2. **Alle Zutaten bereitstellen und abmessen**
   Statt während des Kochens nach Mehl oder Gewürzen zu suchen, solltest du alle Zutaten in der richtigen Menge griffbereit haben. Ob Mehl für einen Teig, Brühe für eine Suppe oder Kräuter für eine Sauce – wenn alles schon abgemessen und vorbereitet ist, geht der Kochprozess viel schneller und gleichmäßiger vonstatten.

3. **Gemüse, Fleisch und andere Zutaten vorkochen, schneiden oder schälen**
   Jede Zutat sollte in der richtigen Form vorliegen, bevor der Herd eingeschaltet wird. Gemüse sollte bereits geschält, gewaschen und geschnitten sein, Fleisch bereits portioniert und eventuell mariniert. Selbst kleine Details wie das Vorhacken von Knoblauch oder das Reiben von Käse sparen später Zeit.

4. **Kochgeschirr und Werkzeuge bereitlegen**
   Auch das richtige Werkzeug sollte direkt griffbereit sein. Eine heiße Pfanne wird nutzlos, wenn man noch nach dem richtigen Pfannenwender suchen muss. Ein Topf mit kochendem Wasser wartet nicht darauf, dass du erst noch eine Schaumkelle suchst. Alles sollte an seinem Platz sein, bevor der Kochprozess beginnt.

5. **Arbeitsfläche sauber und strukturiert halten**
   Ein aufgeräumter Arbeitsplatz bedeutet weniger Stress. Statt während des Kochens mit Schalen, Verpackungen oder abgeschnittenen Resten kämpfen zu müssen, solltest du nach jedem Vorbereitungsschritt kurz aufräumen. So bleibt die Küche übersichtlich, und du kannst dich voll und ganz aufs Kochen konzentrieren.

Mise en Place für effizientes und präzises Kochen

Die besten Köche wissen: Eine gute Vorbereitung sorgt nicht nur für weniger Hektik, sondern auch für bessere Ergebnisse. Durch Mise en Place kannst du dich voll auf den

Garprozess und die Aromen konzentrieren, anstatt Zeit mit unnötigen Ablenkungen zu verschwenden.

Ein gut vorbereitetes Gericht fühlt sich weniger wie Arbeit an und mehr wie ein fließender, entspannter Prozess. Und genau das ist das Geheimnis professioneller Köche – sie wissen, dass der Erfolg eines Gerichts nicht erst am Herd entschieden wird, sondern bereits in der Vorbereitung beginnt.

Die besten Tricks, um Zeit zu sparen, ohne Abstriche beim Geschmack zu machen

Gutes Essen braucht Aufmerksamkeit, aber nicht immer viel Zeit. Wer klug plant und einige einfache Techniken anwendet, kann Gerichte schneller zubereiten, ohne Kompromisse beim Geschmack einzugehen. Die besten Köche wissen: Effizienz beginnt nicht erst am Herd, sondern schon bei der Vorbereitung.

Ein strukturierter Start ist die halbe Miete. Bevor der Herd eingeschaltet wird, sollten alle Zutaten vorbereitet sein. Gemüse bereits gewaschen, geschält und geschnitten, Gewürze abgemessen und alle Kochutensilien griffbereit – dieses Prinzip nennt sich *Mise en Place* und spart während des Kochens wertvolle Minuten. Wer hektisch nach dem Pfeffer sucht, während das Öl in der Pfanne schon zu rauchen beginnt, verliert nicht nur Zeit, sondern riskiert auch, dass Zutaten anbrennen oder zerkochen.

Parallel arbeiten ist einer der effektivsten Tricks, um schneller zu kochen. Während Wasser für Pasta aufkocht, kann das Gemüse geschnitten oder die Sauce vorbereitet werden. Auch der Backofen sollte nicht erst dann vorgeheizt werden, wenn alles andere schon fertig ist. Statt nacheinander zu arbeiten, sollte man mehrere Prozesse gleichzeitig laufen lassen.

Auch die richtige Schnitttechnik spart Zeit. Viele Hobbyköche schneiden Gemüse zu vorsichtig oder in aufwendigen Mustern, die optisch zwar schön aussehen, aber keine funktionalen Vorteile bieten. Wer lernt, effizient zu schneiden – etwa durch den Wiegeschnitt bei Kräutern oder den Tunnelgriff bei Zwiebeln – kommt nicht nur schneller voran, sondern erhält gleichmäßige Stücke, die gleichzeitig gar werden.

Die Wahl des richtigen Küchengeräts macht ebenfalls einen Unterschied. Ein guter Sparschäler beschleunigt das Schälen von Kartoffeln und Karotten erheblich, eine Reibe ist oft schneller als ein Messer, um Knoblauch oder Ingwer zu verarbeiten. Auch moderne Helfer wie Multikocher oder Hochleistungsmixer können bei bestimmten Rezepten wertvolle Minuten einsparen, ohne dass die Qualität leidet.

Zeitsparende Garmethoden helfen ebenfalls, den Kochprozess zu beschleunigen. Dünsten oder Dämpfen geht schneller als Kochen, weil die Zutaten nicht komplett in Wasser liegen müssen. Fleisch kann in dünnere Stücke geschnitten werden, damit es gleichmäßiger und schneller durchgart. Wer Fleisch oder Gemüse in der Pfanne anbrät, sollte die Pfanne nicht überladen, damit die Hitze erhalten bleibt und Röstaromen entstehen.

Ein weiterer Trick besteht darin, Grundzutaten in größeren Mengen vorzubereiten. Brühen, Saucen oder Dressings lassen sich problemlos auf Vorrat herstellen und portionsweise einfrieren. Wer einmal eine kräftige Gemüsebrühe gekocht hat, kann sie in kleinen Portionen einfrieren und bei Bedarf schnell für Suppen oder Saucen verwenden. Auch gegarter Reis oder gekochte Hülsenfrüchte halten sich gut im Kühlschrank und sparen beim nächsten Kochen viel Zeit.

Effizienz endet nicht mit dem Servieren. Wer während des Kochens direkt aufräumt und benutzte Utensilien sofort abspült oder in die Spülmaschine stellt, muss nach dem Essen nicht mehr viel Zeit mit dem Aufräumen verbringen. Ein aufgeräumter Arbeitsplatz sorgt außerdem dafür, dass alle Handgriffe schneller und präziser ausgeführt werden können.

Schneller zu kochen bedeutet nicht, Abstriche beim Geschmack zu machen. Im Gegenteil: Wer geschickt arbeitet, kann sich mehr auf das Wesentliche konzentrieren – die Aromen, die Konsistenz und den Genuss. Mit der richtigen Vorbereitung, effizienten Schneidetechniken und cleveren Garmethoden lassen sich auch aufwendige Gerichte in kürzerer Zeit zaubern.

Wie du deine Küche ergonomisch einrichtest, um effizienter zu arbeiten

Eine gut eingerichtete Küche macht das Kochen nicht nur angenehmer, sondern auch schneller und weniger anstrengend. Oft merkt man gar nicht, wie viel Zeit und Energie durch unnötige Handgriffe und eine schlechte Organisation verloren gehen. Doch schon kleine Veränderungen können einen großen Unterschied machen. Wer seine Küche ergonomisch anpasst, arbeitet entspannter, hat alles griffbereit und kann sich ganz auf das Kochen konzentrieren.

Die richtige Arbeitshöhe spielt dabei eine entscheidende Rolle. Ist die Arbeitsplatte zu niedrig, führt das zu einer unnatürlichen Haltung, die den Rücken belastet. Ist sie zu hoch, müssen die Schultern ständig angehoben werden, was Verspannungen verursacht. Die ideale Höhe liegt etwa zehn bis fünfzehn Zentimeter unter der Ellenbogenhöhe, sodass man bequem schneiden, rühren und kneten kann. Falls die Arbeitsfläche nicht angepasst werden kann, helfen ein höheres Schneidebrett oder eine Anti-Ermüdungsmatte, die Druck von den Füßen nimmt.

Auch die Anordnung der wichtigsten Utensilien macht einen großen Unterschied. In gut organisierten Küchen muss niemand erst eine Schublade durchwühlen, um das richtige Messer zu finden. Alles, was regelmäßig gebraucht wird, sollte in Reichweite sein. Messer, Pfannenwender und

Schneebesen gehören an eine leicht zugängliche Stelle – sei es in einem Messerblock, an einer magnetischen Leiste oder an Haken über der Arbeitsfläche. Schüsseln und Messbecher sollten sich dort befinden, wo die meisten Zutaten vorbereitet werden, während Pfannen und Töpfe nah am Herd ihren Platz finden. Wer diese Grundstruktur einmal etabliert hat, spart bei jedem Kochvorgang wertvolle Sekunden, die sich mit der Zeit summieren.

Neben der richtigen Platzierung der Werkzeuge ist auch die Lagerung von Lebensmitteln entscheidend. Häufig genutzte Zutaten sollten nicht in der hintersten Ecke eines Schranks stehen. Wer regelmäßig Gewürze verwendet, sollte sie griffbereit in einem Regal oder einer Schublade nahe der Kochstelle aufbewahren. Trockenprodukte wie Reis, Nudeln oder Mehl lassen sich in durchsichtigen Vorratsbehältern aufbewahren, sodass man mit einem Blick sieht, was noch vorhanden ist. Eine übersichtliche Organisation sorgt dafür, dass weniger Zeit mit Suchen verschwendet wird und der gesamte Kochprozess reibungsloser verläuft.

Auch die Bewegung in der Küche sollte möglichst effizient sein. Viele Menschen laufen beim Kochen unbewusst immer wieder zwischen Kühlschrank, Spüle und Herd hin und her, weil die Wege nicht optimal strukturiert sind. Eine sinnvolle Anordnung der Arbeitsbereiche sorgt dafür, dass alle Zutaten in einer logischen Reihenfolge verarbeitet werden können. Wer Gemüse schneidet, sollte nicht erst quer durch die Küche laufen müssen, um es in die Pfanne zu geben. Auch der Müll sollte so positioniert sein, dass Abfälle direkt entsorgt werden können, ohne die Arbeitsfläche zu verlassen.

Längeres Kochen kann körperlich anstrengend sein, besonders wenn man viel steht. Um Ermüdung zu reduzieren, hilft es, die Haltung regelmäßig zu wechseln. Eine gepolsterte Matte vor der Arbeitsfläche kann dabei helfen, die Gelenke zu entlasten. Wer viel Zeit mit Schälen oder Schneiden verbringt, kann sich einen höhenverstellbaren Hocker in die Küche stellen, um sich zwischendurch zu setzen.

Ein oft unterschätzter Faktor ist die Beleuchtung. Gutes Licht ist nicht nur für die Atmosphäre wichtig, sondern auch für die Sicherheit und Präzision beim Arbeiten. Eine blendfreie, helle Beleuchtung über der Arbeitsfläche sorgt dafür, dass Zutaten besser erkannt und Schneidarbeiten präziser ausgeführt werden können. Auch eine gute Belüftung trägt dazu bei, dass die Luftqualität in der Küche angenehm bleibt und sich Gerüche nicht zu lange halten.

Eine ergonomisch eingerichtete Küche sorgt für mehr Effizienz, weniger Stress und eine angenehmere Arbeitsumgebung. Wer die richtige Höhe, sinnvolle Abläufe und eine durchdachte Anordnung der Utensilien kombiniert, kann sich voll und ganz auf das Kochen konzentrieren – ohne unnötige Ablenkungen oder körperliche Belastung.

5. Kreativität & Improvisation – Wie du lernst, ohne Rezept zu kochen

Zutaten verstehen: Welche Lebensmittel sich gegenseitig verstärken

Gutes Kochen ist mehr als nur das Befolgen eines Rezepts. Wer versteht, wie sich verschiedene Zutaten geschmacklich ergänzen, kann jedes Gericht gezielt aufwerten. Manche Aromen harmonieren auf natürliche Weise miteinander, während andere sich gegenseitig verstärken und so eine ganz neue Geschmacksdimension schaffen. Die richtige Kombination kann aus einer einfachen Mahlzeit ein geschmackliches Highlight machen.

Ein klassisches Beispiel für eine harmonische Kombination ist die Verbindung von **Salz und Süße**. Salz verstärkt natürliche Süße und sorgt dafür, dass Aromen intensiver wahrgenommen werden. Das zeigt sich besonders bei Karamell, Schokolade oder Früchten, die durch eine Prise Salz noch geschmackvoller wirken. In der asiatischen Küche wird diese Balance oft bewusst eingesetzt – etwa in süß-sauren Gerichten, die durch die Mischung aus Salz, Zucker und Säure besonders lebendig schmecken.

Säure und Fett sind ein weiteres Paar, das sich gegenseitig verstärkt. Fett sorgt für eine cremige Textur und mildert intensive Aromen ab, während Säure Frische bringt und das

Gericht leichter wirken lässt. Eine schwere Sahnesauce bekommt durch einen Spritzer Zitronensaft oder einen Schuss Essig eine ganz neue Balance. Auch in der mediterranen Küche wird dieser Effekt genutzt: Olivenöl als fettige Komponente wird oft mit Zitronensaft oder Tomaten kombiniert, um eine angenehme Leichtigkeit zu schaffen.

Umami und Süße gehen ebenfalls eine besondere Verbindung ein. Umami, der herzhafte, fleischige Geschmack, steckt in Zutaten wie Pilzen, Tomaten, Parmesan oder fermentierten Produkten wie Sojasauce und Miso. Eine leichte Süße kann diesen Geschmack noch intensiver wirken lassen. Ein Beispiel ist eine Tomatensauce, die mit einer Prise Zucker oder etwas geröstetem Gemüse noch mehr Tiefe bekommt. Auch Sojasauce und Honig sind eine bewährte Kombination, die in vielen asiatischen Marinaden genutzt wird.

Ein interessanter Effekt entsteht, wenn **bittere Aromen mit Süße oder Salz ausgeglichen werden**. Kaffee, dunkle Schokolade oder Radicchio haben von Natur aus eine herbe Note, die durch ein wenig Süße oder eine Prise Salz abgemildert werden kann. Auch Grapefruit schmeckt runder, wenn sie mit etwas Honig oder einer Prise Salz kombiniert wird.

Neben den grundlegenden Geschmackskombinationen gibt es viele Zutaten, die sich auf natürliche Weise ergänzen. **Kräuter und Gewürze spielen hier eine entscheidende**

Rolle. Basilikum verstärkt das Aroma von Tomaten, Rosmarin bringt die herbe Note von Lammfleisch besonders gut zur Geltung, und Zimt gibt süßen Speisen Tiefe, während er in herzhaften Gerichten wie orientalischen Eintöpfen für eine warme, komplexe Würze sorgt.

Manche Kombinationen sind über Jahrhunderte hinweg perfektioniert worden und gehören zum festen Bestandteil bestimmter Länderküchen. **Tomate und Mozzarella** sind ein Paradebeispiel für die perfekte Verbindung von Säure, Fett und Umami. **Erdbeeren und Balsamico** sind ein weiteres Paar, das zeigt, wie Süße und Säure sich gegenseitig ergänzen.

Wer sich mit diesen Prinzipien vertraut macht, muss nicht mehr starr an Rezepten festhalten, sondern kann eigene Kombinationen entwickeln. Ein bewusster Umgang mit Aromen sorgt dafür, dass Gerichte nicht nur gut schmecken, sondern auch ausbalanciert und harmonisch wirken. Sobald man einmal verstanden hat, welche Zutaten sich gegenseitig verstärken, wird Kochen intuitiver – und die Ergebnisse werden beeindruckender.

Food Pairing: Unerwartete Kombinationen, die perfekt harmonieren

Geschmack ist oft eine Frage der Gewohnheit. Viele Kombinationen sind so tief in unserer Esskultur verankert, dass sie uns selbstverständlich erscheinen – Tomaten mit Basilikum, Käse mit Wein oder Schokolade mit Vanille. Doch manchmal entstehen die spannendsten Aromen, wenn man Zutaten kombiniert, die auf den ersten Blick nicht zusammenpassen. Genau hier setzt *Food Pairing* an: die Kunst, unerwartete Geschmacksverbindungen zu entdecken, die harmonieren, weil sie auf chemischer Ebene gemeinsame Aromen teilen.

Ein Beispiel für eine überraschend gut funktionierende Kombination ist **Schokolade und Blauschimmelkäse**. Der intensive, leicht salzige Geschmack des Käses bildet einen starken Kontrast zur süßen, cremigen Schokolade. Die Fettigkeit beider Zutaten sorgt für ein volles Mundgefühl, während die leicht erdigen Noten des Käses die Tiefe der Schokolade verstärken.

Ebenso ungewöhnlich, aber erstaunlich lecker ist die Kombination aus **Erdbeeren und Balsamico-Essig**. Während Erdbeeren von Natur aus süß und fruchtig sind, bringt der Balsamico mit seiner Säure und den leicht karamelligen Noten eine ganz neue Dimension ins Spiel. Das Ergebnis ist ein intensiver, vollmundiger Geschmack, der viel raffinierter wirkt als Erdbeeren allein.

Ein weiteres Beispiel für unerwartete Harmonie ist **Avocado mit dunkler Schokolade**. Die cremige, fast buttrige Textur der Avocado ergänzt sich perfekt mit der Bitterkeit der Schokolade. Besonders in Mousse oder Smoothies verstärken sich die beiden Zutaten gegenseitig, sodass die Schokolade noch runder und voller schmeckt, während die Avocado fast unmerklich für eine seidige Konsistenz sorgt.

Auch herzhafte Gerichte profitieren von ungewöhnlichen Kombinationen. **Lachs und Vanille** klingen zunächst wie ein Widerspruch, doch die feine Süße der Vanille unterstreicht die buttrigen Noten des Fisches, ohne den Geschmack zu dominieren. In der gehobenen Küche wird Vanille daher häufig als dezente Zutat in Fischsaucen oder -marinaden verwendet.

Ein Klassiker des modernen Food Pairings ist **Melone mit Schinken**. Hier treffen Süße und Salzigkeit direkt aufeinander, was die Aromen beider Komponenten noch intensiver zur Geltung bringt. Das Salz im Schinken hebt die Fruchtsüße der Melone hervor und sorgt gleichzeitig für einen angenehmen Umami-Effekt.

Auch Gewürze lassen sich oft auf unerwartete Weise einsetzen. **Zimt in herzhaften Gerichten** mag für viele ungewohnt sein, doch in orientalischen oder mexikanischen Speisen sorgt er für eine warme, würzige Tiefe. Besonders in Kombination mit Fleisch oder Tomaten verleiht Zimt dem

Gericht eine faszinierende, leicht süßliche Note, ohne dabei aufdringlich zu wirken.

Manchmal entstehen spannende Kombinationen, wenn man bewusst mit Kontrasten spielt. **Erdnussbutter und Gurken** beispielsweise verbinden Fettigkeit mit Frische, während **Kaffee und Parmesan** durch ihre gemeinsamen Röst- und Fermentationsaromen erstaunlich gut harmonieren.

Food Pairing ist eine Einladung, über den Tellerrand hinauszuschauen und neue Geschmackserlebnisse zu entdecken. Wer sich darauf einlässt, wird feststellen, dass scheinbar unpassende Zutaten oft perfekt miteinander funktionieren – weil sie ein gemeinsames Aromengerüst haben oder sich geschmacklich ergänzen. Das Experimentieren mit unerwarteten Kombinationen kann nicht nur Gerichte bereichern, sondern auch die eigene Wahrnehmung von Geschmack auf eine völlig neue Ebene heben.

Wie du eigene Rezepte entwickelst, die wirklich funktionieren

Ein Rezept ist mehr als eine Liste von Zutaten und Kochanweisungen. Es ist eine Blaupause für Geschmack, Textur und Balance. Während viele Hobbyköche sich strikt an bestehende Rezepte halten, liegt die wahre Kunst des Kochens darin, eigene Gerichte zu kreieren, die nicht nur funktionieren, sondern auch begeistern. Das Geheimnis erfolgreicher Rezeptentwicklung liegt in einem klaren Verständnis von Zutaten, Techniken und dem Zusammenspiel von Aromen.

Der erste Schritt zur Rezeptentwicklung beginnt mit einer Idee. Oft reicht eine einzelne Zutat oder ein bestimmtes Aroma als Ausgangspunkt. Vielleicht möchtest du ein Gericht kreieren, das eine besondere Erinnerung weckt, oder du möchtest klassische Aromen neu interpretieren. Inspiration kann überall entstehen – durch einen Restaurantbesuch, eine Reise oder einfach durch einen Blick in den Kühlschrank. Die wichtigste Frage ist: **Welche Geschmacksrichtung soll das Gericht haben?** Soll es frisch und leicht, herzhaft und kräftig oder cremig und wärmend sein?

Sobald die Grundidee steht, geht es an die **Auswahl der Zutaten**. Hier hilft es, sich an bewährten Geschmackskombinationen zu orientieren. Säure hebt Süße hervor, Salz verstärkt Umami, und Fett sorgt für ein angenehmes Mundgefühl. Wer bereits versteht, wie sich verschiedene Zutaten gegenseitig beeinflussen, kann intuitiv neue Kombinationen ausprobieren. Ein Gericht mit viel Fett, wie eine cremige Sauce, profitiert oft von etwas Säure, um die Schwere auszubalancieren. Ein herzhafter Eintopf wird durch eine süße Note wie geröstetes Gemüse oder einen Spritzer Honig interessanter.

Die nächste Überlegung betrifft die **Textur**. Ein gelungenes Gericht spielt nicht nur mit Geschmack, sondern auch mit Konsistenzen. Knuspriges ergänzt Cremiges, Weiches trifft auf Bissfestes. Ein Beispiel dafür ist eine perfekt komponierte Salatbowl: Knackiger Salat, cremiges Dressing, geröstete Nüsse und saftiges Fleisch oder Tofu sorgen für ein rundes Esserlebnis. Wenn ein Gericht nur aus ähnlichen Texturen besteht, kann es langweilig wirken.

Dann kommt der eigentliche Kochprozess. Hier gilt die Regel: **Ein gutes Rezept entsteht durch Anpassung und Verfeinerung.** Die ersten Versuche dienen dazu, Mengenverhältnisse und Kochzeiten zu testen. Wer ein eigenes Rezept entwickelt, sollte sich angewöhnen, Notizen zu machen. Wie viel Salz war nötig? Wie lange musste eine Sauce einkochen, um die gewünschte Konsistenz zu erreichen? Welche Gewürze haben das Gericht am besten ergänzt? Ein kleines Küchentagebuch kann dabei helfen, Rezepte nicht nur zu verbessern, sondern auch zu perfektionieren.

Beim Abschmecken geht es darum, das Gericht in die richtige Balance zu bringen. Ein einfacher Trick ist die „Drei-Löffel-Methode": Der erste Löffel dient dazu, das Gericht pur zu probieren. Der zweite Löffel testet es mit einer kleinen Prise zusätzlichem Salz oder Säure. Der dritte Löffel nimmt eine leicht süße oder fettige Ergänzung hinzu. Dieser direkte Vergleich hilft, herauszufinden, welche Komponente das Gericht am meisten aufwertet.

Die letzte Stufe ist die Präsentation. Ein selbst entwickeltes Rezept verdient es, optisch ansprechend serviert zu werden. Farben, Anordnung und Garnituren spielen eine größere Rolle, als viele denken. Eine Suppe wirkt gleich viel lebendiger, wenn sie mit einem Klecks Creme fraiche oder frischen Kräutern verfeinert wird. Eine Pasta sieht appetitlicher aus, wenn sie nicht einfach auf den Teller geklatscht wird, sondern mit ein paar gezielten Handgriffen angerichtet wird.

Wer regelmäßig eigene Rezepte entwickelt, lernt nicht nur besser zu kochen, sondern gewinnt auch mehr Selbstvertrauen in der Küche. Die besten Rezepte entstehen oft nicht durch Zufall, sondern durch bewusstes Experimentieren und das Wissen, welche Geschmacksrichtungen und Texturen ein harmonisches Gericht ausmachen. Sobald man diese Grundlagen beherrscht, wird Kochen intuitiver – und jede Mahlzeit kann zu einer kreativen Entdeckungsreise werden.

Bonuskapitel 2
US Maße beim Backen

Wie viel Gramm sind in einer Tasse?

Die Anzahl der Gramm in einer Tasse hängt von der jeweiligen Zutat ab, da die Dichte der Zutaten unterschiedlich ist. Bei Mehl entspricht 1 Tasse etwa 125 g. Bei Zucker entspricht 1 Tasse etwa 200 g. Bei Butter entspricht 1 Tasse etwa 227 g.

Häufige Verwechslung von Tassen

Im Vereinigten Königreich werden Tassen seit den 1960er Jahren nur noch selten in Rezepten verwendet. Wenn es sich um ein altes Rezept aus dem Vereinigten Königreich handelt, wird die kaiserliche Tasse (284,131 ml) verwendet, die wesentlich größer ist als ihr modernes Gegenstück, die metrische Tasse (250 ml), die heute im Vereinigten Königreich sowie in Australien, Neuseeland, Kanada und dem restlichen Commonwealth verwendet wird.

In den USA sind es 236,59 ml in Rezepten, aber 240ml auf der Nährwertkennzeichnung. Verstehen Sie mich noch? Das Durcheinander beginnt, bevor man überhaupt ein Ei aufgeschlagen hat.

Bei all der Verwirrung um die Bechergrößen ist das Abwiegen in Gramm eine viel einfachere und genauere Art zu kochen. Außerdem können Sie so sicherstellen, dass Ihr Kuchen nicht irgendwo zwischen einer Betonplatte und einem Schokoladen Omelett landet. Denn je nachdem, aus welchem Land Ihre Tassen stammen, wie dicht Sie die Zutaten einfüllen und ob Sie den Boden aufschütten oder abflachen, kann das Backen zu einem kleinen Roulettespiel werden.

Als Backbrüder müssen wir zusammenhalten. Deshalb sind wir so nett und stellen dir ein paar Umrechnungen von Tassen in Gramm zur Verfügung, die du unten findest. Bei diesen Umrechnungen wird davon ausgegangen, dass die Zutaten mit einem Löffel in die Tasse gegeben werden, und sie beziehen sich auf die US-Tasse (236,588). Wir haben auch die Umrechnung von Tassen in Unzen angegeben (Wortspiel beabsichtigt).

1 Cup	Gramm	Ounces
Mehl 405	125 g	4.4 oz
Mehl 505	130 g	4.6 oz
Tortenmehl	114 g	4 oz
Kristallzucker	201 g	7.1 oz
Puderzucker	121 g	4.2 oz
Brauner Zucker	195 g	6.9 oz
Butter	227 g	8 oz
Sultaninen	160 g	6.6 oz

Wie man Tassen in Gramm umrechnet

Sehen wir uns an, wie man ein Tassenmaß in Gramm umrechnet, um einen Kuchen zu backen, der dem Bake Off würdig ist.

Um die Grammzahl eines Rezepts zu berechnen, das in Tassen angegeben ist, ist es wichtig zu wissen, um welche Zutat es sich handelt. Eine Tasse mit Kugellagern wiegt viel mehr als eine Tasse mit Federn (obwohl sich beides für leckere Pfannkuchenbeläge eignet, wie mir meine zahnlose Cousine erzählt). Deshalb gibt es auch kein einheitliches Grammäquivalent für eine Tasse; Salz kann bis zu 300 g schwer sein, während frische Semmelbrösel nur 60 g wiegen würden. Es kommt immer auf die Dichte der Zutaten an.

Um Tassen in Gramm umzurechnen, multiplizieren Sie Ihre Tassenzahl mit 236,588 und noch einmal mit der Dichte der Zutat (in g/ml). Wenn die Dichte nicht in g/ml angegeben ist, müssen Sie zuerst die Dichte umrechnen.

Gramm = Tassen × 236,588 × Dichte der Zutat (in g/ml oder g/cm^3)

Schauen wir uns ein Beispiel für die Umrechnung von Tassen in Gramm an (unter Verwendung einer US-Tasse).

Beispiel: Mabel backt einen Victoria-Biskuitkuchen und möchte 3 Tassen Allzweckmehl in Gramm umrechnen. Sie stellt fest, dass ihr Allzweckmehl eine Dichte von 0,529 g/cm^3 hat. Ihre Berechnung lautet daher wie folgt:

$3 \times 236{,}588 \times 0{,}529 = 375{,}5$ g.

Sie können die nachstehenden Referenztabellen verwenden, um die Zutaten Ihres Rezepts von 1/4, 1/2 oder 3/4 Tassen in Gramm umzurechnen oder umgekehrt. Beachten Sie, dass wir auch andere Hilfsmittel haben, die Ihnen bei der Umrechnung von Gramm in Esslöffel, Teelöffel und Milliliter helfen.

Mit der Waage in der Hand gehen wir nun die gängigsten Backzutaten der Reihe nach durch...

Wie viel ist 1 Tasse Zucker in Gramm?

Eine Tasse Kristallzucker wiegt etwa 200 Gramm oder 7,1 Unzen. Eine Tasse Puderzucker wiegt etwa 121 Gramm oder 4,2 Unzen.

Zucker		
Cups	**Gramm**	**Ounces**
1/4 cup	50 g	1.8 oz
1/3 cup	67 g	2.4 oz
1/2 cup	101 g	3.5 oz
2/3 cup	134 g	4.7 oz
3/4 cup	151 g	5.3 oz
1 cup	201 g	7.1 oz

Wie viel ist 1 Tasse Butter in Gramm?

Eine Tasse Butter wiegt etwa 227 Gramm oder 8 Unzen. Eine halbe Tasse Butter wiegt etwa 114 Gramm oder 4 Unzen.

Butter		
Cups	**Grams**	**Ounces**
1/4 cup	57 g	2 oz
1/3 cup	76 g	2.7 oz
1/2 cup	114 g	4 oz
2/3 cup	151 g	5.3 oz
3/4 cup	170 g	6 oz
1 cup	227 g	8 oz

Wie viel ist 1 Tasse Mehl in Gramm?

Eine Tasse Allzweckmehl wiegt etwa 125 Gramm oder 4,4 Unzen. Eine Tasse Brotmehl wiegt etwa 130 Gramm oder 4,6 Unzen.

Mehl Typ 405		
Cups	**Gramm**	**Ounces**
1/8 cup (2 TL)	16 g	0.6 oz
1/4 cup	31 g	1.1 oz
1/3 cup	42 g	1.5 oz
1/2 cup	63 g	2.2 oz
2/3 cup	83 g	2.9 oz
3/4 cup	94 g	3.3 oz
1 cup	125 g	4.4 oz

Mehl Typ 505		
Cups	**Gramm**	**Ounces**
1/4 cup	33 g	1.1 oz
1/3 cup	43 g	1.5 oz
1/2 cup	65 g	2.3 oz
2/3 cup	87 g	3.1 oz
3/4 cup	98 g	3.4 oz
1 cup	130 g	4.6 oz

Trockene Zutaten generell		
Cups	**Gramm**	**Ounces**
1/8 cup (2 TL)	16 g	0.6 oz
1/4 cup	32 g	1.1 oz
1/3 cup	42 g	1.5 oz
1/2 cup	64 g	2.2 oz
2/3 cup	85 g	3 oz
3/4 cup	95 g	3.4 oz
1 cup	127 g	4.5 oz

Andere Backzutaten

Zutat	1 Cup	1/2 Cup	1/3 Cup
Mehl für Kuchen	114 g	72 g	38 g
Honig	336 g	167 g	112 g
Margarine	230 g	115 g	76.6 g
Milch	244.87 g	122.44 g	81.62 g
Hafer	102.2 g	51.1 g	34.1 g
Reis	178.15 g	89.1 g	59.38 g
Brauner Zucker	195 g	97.5 g	65 g
Puderzucker	120.9 g	60.45 g	40.3 g
Mandeln	132 g	66 g	44 g

Bitte beachten Sie, dass es sich bei den Referenztabellen aufgeführten Zutatenoptionen um Näherungswerte handelt, die auf der Dichte der Zutaten aus Datenbanken und Rezeptkochbüchern basieren

Haftungsausschluss

Die Rezepte und Informationen in diesem Buch wurden mit größter Sorgfalt und nach bestem Wissen erstellt und geprüft. Dennoch übernimmt der Autor keine Haftung oder Garantie für die Vollständigkeit, Richtigkeit, Aktualität oder Qualität der bereitgestellten Informationen. Die Zubereitung der Gerichte erfolgt auf eigenes Risiko. Der Autor haftet nicht für etwaige Schäden, gesundheitliche Beschwerden oder Unverträglichkeiten, die durch die Zubereitung oder den Verzehr der in diesem Buch vorgestellten Rezepte entstehen könnten.

Urheberrechtshinweis

Hinweis zum Impressum

Dieses Buch wird über Amazon Kindle Direct Publishing (KDP) vertrieben. Gemäß den Nutzungsbedingungen von Amazon KDP agiert Amazon als Verkäufer und Ansprechpartner für alle Belange im Zusammenhang mit dem Kauf. Deshalb erfolgt keine Angabe einer Privatadresse des Autors im Impressum.